U0386944

烟雾吸入肺损伤

主编　韩志海

科学出版社

北京

内 容 简 介

烟雾吸入肺损伤是密闭空间火灾中人员伤亡的重要原因，需及时有效地救治。本书对烟雾的成分，烟雾吸入肺损伤的致伤机制、病理生理学改变、实验研究、临床表现与伤情评估、治疗和预后等内容进行了详尽介绍，使临床医师能够更好地掌握烟雾吸入肺损伤的特点，提高诊疗的准确性。

本书资料翔实、内容新颖、系统全面，实操性强。可供临床医护人员学习参考。

图书在版编目（CIP）数据

烟雾吸入肺损伤 / 韩志海主编 . -- 北京：科学出版社，2024. 11.
ISBN 978-7-03-079606-6

Ⅰ . R563

中国国家版本馆 CIP 数据核字第 2024G8C247 号

责任编辑：李 玫 / 责任校对：张 娟
责任印制：赵 博 / 封面设计：龙 岩

科 学 出 版 社 出版

北京东黄城根北街 16 号
邮政编码：100717
http://www. sciencep. com

北京中科印刷有限公司印刷
科学出版社发行　各地新华书店经销

*

2024 年 11 月第 一 版　开本：720 × 1000　16
2025 年 1 月第二次印刷　印张：8 3/4
字数：150 000
定价：85.00 元

（如有印装质量问题，我社负责调换）

编著者名单

主　编　韩志海

副主编　陈旭昕　樊毫军　丁毅伟

编著者　（按姓氏笔画排序）

　　　　丁子玲　天津大学卫生应急学院

　　　　丁毅伟　解放军总医院第六医学中心

　　　　马　列　解放军总医院第六医学中心

　　　　王佳新　解放军总医院第六医学中心

　　　　王俊胜　应急管理部天津消防研究所

　　　　石　俊　解放军总医院第六医学中心

　　　　田小梅　解放军总医院第六医学中心

　　　　吕　琪　天津大学卫生应急学院

　　　　朱能洋　四川省绵阳市中心医院

　　　　刘　琪　空军特色医学中心

　　　　齐　曼　解放军总医院第六医学中心

　　　　李　铎　天津大学卫生应急学院

　　　　李虎明　解放军总医院第六医学中心

　　　　李泳群　解放军总医院第六医学中心

　　　　李盼盼　解放军总医院第六医学中心

　　　　杨欣燃　天津大学卫生应急学院

杨博帆　天津大学卫生应急学院

宋立成　解放军总医院第八医学中心

张　燕　解放军总医院第六医学中心

张丽丽　解放军总医院第六医学中心

张春阳　解放军总医院第六医学中心

陈　韦　解放军总医院第六医学中心

陈旭昕　解放军总医院第六医学中心

纵加强　解放军总医院第六医学中心

罗　玉　天津大学卫生应急学院

金　杰　天津大学卫生应急学院

郑　鑫　江苏省泰兴市人民医院

孟激光　解放军总医院第四医学中心

赵　杰　海军军医大学

赵艳梅　天津大学卫生应急学院

段智梅　解放军总医院第八医学中心

祝闽辉　解放军总医院第四医学中心

徐耀迪　解放军总医院第六医学中心

郭小芹　天津大学卫生应急学院

桑　璐　天津大学卫生应急学院

韩志海　解放军总医院第六医学中心

路倩颖　天津大学卫生应急学院

樊毫军　天津大学卫生应急学院

序

　　烟雾吸入致肺损伤是一种特殊类型的肺损伤，是各种火灾事故现场及事后救治过程中导致伤者死亡的主要原因之一，也是危重症医学及呼吸危重症领域重要的研究内容。解放军总医院呼吸与危重症医学部韩志海教授团队联合天津大学应急医学研究院樊毫军教授团队集多年基础研究及救治经验，编写了《烟雾吸入肺损伤》一书。

　　本书对烟雾吸入肺损伤涉及吸入的毒物成分、损伤机制、病理生理、救治手段和流程等进行了全面而详尽的介绍，为广大读者提供一个全面而深入的视角去理解和应对这一危急重症，能够帮助危重症从业者更好地掌握烟雾吸入肺损伤的前沿知识，提升相关重症的诊疗水平。

　　在撰写过程中，本书编委广泛收集了国内外关于烟雾吸入肺损伤的最新研究成果，力求为读者提供全面、权威的信息。本书以解放军总医院呼吸与危重症医学部和天津大学应急医学研究院两个团队的临床医师、研究员、历届博士和硕士研究生为主体，联合多位在该研究领域具有丰富经验的专家学者参与编写，以确保本书的科学性、前沿性和实用性。

　　作为一名在呼吸危重症领域进行研究和临床诊治工作超过50年的从业者，我真诚希望《烟雾吸入肺损伤》一书能为广大读者提供一个了解烟雾吸入肺损伤的窗口，这不仅有助于医学研究人员和临床医师更好地理解烟雾吸入对肺部的危害，也为制订积极有效的相关公共卫生政策提供了坚实的理论基础。

教授　主任医师　博士生导师

原海军总医院院长

2024 年 5 月

前 言

烟雾吸入性损伤是日常都需要关注的急症。随着现代科学技术的发展，爆炸产生的火灾及随之而来的烟雾成为威胁现场人员安全的重要因素。烟雾吸入肺损伤是密闭空间火灾中人员伤亡的重要原因，吸入烟雾的浓度、温度等的程度不同导致不同程度的肺损伤。

虽然通过对历史上灾难性事件的回顾分析，人们逐渐增加了对烟雾吸入伤的毒物成分、损伤机制、病理生理等方面的认识，但对烟雾吸入致肺损伤这一急症仍缺乏系统性的论述。为了改善这一现状，呼吸医学专家、感染医学专家和应急救援专家联合撰写了《烟雾吸入肺损伤》一书，对烟雾吸入肺损伤所涉及的问题进行了详尽介绍，以期更好地让临床医师了解烟雾吸入肺损伤相关知识，同时也有助于提高人们对烟雾损伤严重程度的认识，提高这一急症诊疗的准确性。

本书在编写和出版的过程中得到多方面的支持和帮助。在此谨向各位专家和同仁的无私奉献和辛勤工作表示诚挚谢意。

韩志海　主任医师

中国人民解放军总医院第六医学中心

2024 年 4 月

目　录

第一章 概 述

第一节 定 义

在人类遇到的各类灾害中，火灾发生的频率最高，且死亡率、致残率均较高，造成火灾中人员伤亡的主要原因是吸入了烟雾中的有毒气体。某次特大火灾事故调查发现，火灾现场死亡的 309 人全部是因吸入有毒烟气中毒窒息而死的。

一、吸入性损伤一般概况

广义上的吸入性损伤（inhalation injury）是指热力和（或）烟雾等因素引起的气管、支气管、肺实质及肺间质的损伤。热力损伤常因吸入蒸汽、高热空气等直接损伤呼吸道黏膜和肺组织，使细胞脱水、蛋白变性及继发炎症反应。烟雾损伤主要为化学性损伤，由于燃烧物质的不同，烟雾成分也不同，常见的烟雾成分有一氧化氮、氰化物、醛类、氮化物等，这些化学物质可直接被吸入到支气管和肺泡，或包裹在颗粒表面而被带入下呼吸道，从而引起黏膜和（或）肺实质的损伤。

一般来说，吸入性损伤多伴有体表烧伤，所以既往吸入性损伤又称呼吸道烧伤，因为当时人们认为烧伤只发生在呼吸道，而且当时主要以临床症状作为诊断依据，如面部烧伤、鼻毛烧焦、喉痛、声音嘶哑、严重呼吸困难等。随着人们对吸入性损伤的逐步深入研究，病理和尸检资料发现多数烟雾吸入所致的损伤，不单单发生在上呼吸道，尤其发生在下呼吸道的损伤，还可能引发肺泡损伤甚至全身中毒。

二、烟雾吸入肺损伤

烟雾吸入肺损伤（smoke inhalation induced acute lung injury，SI-ALI）是指吸入不同种类可燃物质产生烟雾而导致的肺损伤。在临床中这种损伤通常特指急性肺损伤（acute lung injury，ALI）。由于致伤环境的特殊性及致伤因素的复杂性，SI-ALI 与其他因素导致的 ALI 存在明显差异，主要体现在大量烟雾颗粒在肺部沉积、刺激性气体导致全身及局部毒性、声门上的热损伤等，这些损伤因素可共同作用导致弥漫性肺损伤，进而发展为急性呼吸窘迫综合征（acute respiratory distress syndrome, ARDS）。

三、历史中的灾难性事件

对历史中灾难性事件的回顾，逐渐增加了人们对于烟雾吸入伤的毒物成分、损伤机制、病理生理等方面的认识。

1929 年的克利夫兰诊所火灾事件是由 X 线胶片燃烧引起的，吸入二氧化氮导致呼吸系统损伤在当时被认为是主要的死亡原因。1942 年芝加哥夜总会火灾导致 300 多人丧生，150 多人受伤，许多人在没有烧伤的情况下，因明显的呼吸衰竭而迅速死亡，而有的受害者直到 12 ～ 24h 后才出现呼吸窘迫，部分患者最初幸存下来，但最终死于肺炎。

20 世纪 60 年代末血气分析的应用及重症监护医学的建立，促使人们更清晰地确立呼吸衰竭的基本病理生理学模式，这也使烟雾吸入伤的研究得以深入，人们逐渐认识到烟雾暴露对呼吸道和肺泡的近期、远期影响。此后，对烟雾吸入病理生理学的研究激增。同时，成人呼吸窘迫综合征概念的提出也大大推动了烟雾吸入伤的深入研究。学者们逐渐发现烟雾吸入伤在损伤大气道和小气道的同时，也是一个肺泡急性损伤的过程，而且吸入性损伤后更易继发肺部细菌感染。20 世纪 70 年代末到 80 年代初的诸多研究发现，烟雾中的有毒化学成分，包括氰化物等在吸入后引起肺损伤的同时也会导致全身损伤。在此之后的研究发现，烟雾损伤能明显增加烧伤患者发病率和死亡率，然而当时对其机制的研究仍处于探索阶段。自 21 世纪初到现在，烟雾吸入伤的研究焦点已经转变为从生物化学和细胞生物学方向来解释其病理生理学变化，同时，巨噬细胞的过度激活、氧化应激反应的加重、促凝抗凝的失衡等机制的发现在改善伤者的治疗方面发挥了很大作用，从而大大提高了救治成功率。

四、烟雾吸入肺损伤的机制

SI-ALI 损伤机制复杂多样，主要包括：①烟雾的热力损伤。②化学性损伤。烟雾中含有的有害化学物质及尘埃颗粒达上百种，可引起呼吸道黏膜损伤及肺水肿。③烟雾所致的全身损害。缺氧及一氧化碳（CO）浓度的升高，导致患者昏迷、意识丧失，这是引起患者现场死亡的主要原因。吸入烟雾成分中的氰化物可抑制线粒体氧化磷酸化，从而抑制线粒体的氧利用和细胞呼吸而导致机体受损乃至死亡。烟雾吸入后的继发损伤包括多形核细胞（polymorphonuclear cells，PMN）、巨噬细胞等炎症细胞被聚集到肺部，激活机体过度炎症反应；氧化应激反应也加重了肺泡上皮细胞及毛细血管内皮细胞的损伤；促凝－抗凝的失衡使患者出血与血栓形成的风险大大增加。

SI-ALI 无论是否合并有烧伤，都会增加患者的死亡率，一般来说，有吸入损伤与无吸入损伤的患者病死率相差近 10 倍，最常见的死亡原因是呼吸衰竭。

第二节　发病情况

SI-ALI 在火灾和化学物质泄漏事故中占有很高的发病率。文献报道，吸入性损伤患者可占烧伤患者人数的 20%～30%，是导致烧伤患者死亡的三大原因之一（另外两个原因是严重感染和多器官功能衰竭），而且吸入性损伤所致的呼吸衰竭，占烧伤后多脏器功能衰竭与死亡的首位。

现代化社会火灾事故中吸入性损伤的发病率和死亡率在国内外均较前有明显的上升，其主要原因是：①随着现代工业、交通运输等的发展，现代建筑、宾馆酒店、商业广场等的使用增多，发生在密闭环境的火灾也在逐步增加，而吸入性损伤多发生于闭合环境和有限空间的火灾。②自 20 世纪起，化学工业突飞猛进地发展，化学可燃物的成分更为复杂，如化纤、塑料、油漆等广泛用于服饰、装修、家具等。这些物质不仅容易燃烧，而且燃烧会产生更多成分、更具刺激性和毒性的有害气体，使吸入性损伤的伤情更加复杂，损伤程度也更为严重。

随着医学诊断技术的发展，对吸入性损伤的诊断率大幅上升：①纤维支气管镜、胸部 CT、氙 -133 肺扫描等现代医学技术的使用，使诊断更为直接，与既往仅仅依靠病史和临床征象相比，诊断准确性、对吸入性损伤严重程度的评估和分级都大大提高。②随着对吸入性损伤的认识逐渐提高，对于烧伤患者病史的采集和查体也更加仔细。下述表现对吸入性损伤的诊断有很大帮助，如火灾是否发生在密闭环境，火灾时是否奔跑、大声呼救等，面颈部是否有烧伤，口鼻处是否有烧焦等表现。表 1-1 列出了近年来世界各地报道的每 5 年烧伤患者吸入性损伤的发病率及病死率。

研究表明，发生吸入性损伤的烧伤患者的病死率显著增高，SI-ALI 成为烧伤患者最为突出的死亡原因。影响吸入性损伤患者的病死率除与年龄、伤前健康状态、救治是否及时等相关，还与烧伤的严重程度尤其是吸入性损伤发生程度密切相关。国内的临床回顾性分析证明，烧伤伴有吸入性损伤的病死率超过50%，而无吸入性损伤者仅为3.4%。研究还显示，烧伤合并吸入性损伤，对病情的严重性有累加效应，单纯吸入性损伤并发呼吸衰竭的发病率为12%，其病死率也仅为7%，合并有烧伤时，呼吸衰竭的发病率则高达62%，病死率也增加至20%～40%。

表 1-1 烧伤患者发生吸入性损伤的情况

年份	烧伤患者人数（人）	吸入性损伤发病率（%）	病死率（%）
2000—2005	11 451	6.8	6.5
2007—2009	129 565	10.4	5.8
2012—2018	93 355	3.6	1.8

总体来说，烧伤患者中吸入性损伤的发病率有不断上升的趋势，同时，合并有吸入性损伤的患者又增加罹患肺炎的风险，这都增加了烧伤患者的死亡率。但目前对于 SI-ALI 发生、发展机制尚不十分明确，救治上也缺乏非常明晰的治疗策略和规范，临床亟待对于相关问题的研究。

第三节　救治概况

SI-ALI 病理及病理生理变化复杂，进展快，病情恶化迅速，并发症多。烟雾中的有害化学物质除引起全呼吸道的化学炎症外，尚可导致一氧化碳中毒等全身性损害，需在现场进行快速病史采集、诊断和评估病情，必要时需进行现场急救，及时针对烟雾吸入的原发因素给予治疗。

SI-ALI 在医疗机构的救治因损伤的严重程度有所差异，轻度患者一般不需要特殊处理，但需密切监测病情变化。中、重度患者治疗较为复杂，处理的要点主要包括：①保持呼吸道通畅，迅速给氧；②及时明确及处理一氧化碳中毒等全身性损伤；③救治过程中注意预防气道阻塞，尽早行支气管镜检查评估呼吸道情况，定期在气管镜直视下吸痰，灌洗，清除异物，必要时可借助支气管镜进行气管异物的清除，或气管插管或气管切开解除梗阻；④肺水肿、肺不张和肺部感染的防治；⑤一旦出现 ARDS，应及时治疗。

第二章 密闭舱室及起火烟雾特点

第一节 船舶舱室的特点

船舶常由船体结构、动力系统、探测系统、通信和导航系统、船舶管路系统、器材舱及油、水等构成，能提供海上补给、运输、修理、救生、医疗、调查、测量、工程和试验等保障性服务。

现代舰船内电缆的数量大、密度高，各种设备和电缆的磁场相互影响，不断发热并逐渐老化。由于船舶一般是全封闭或半封闭的，受其密闭性强和通风差的影响，当发生火灾时，火灾烟雾弥散迅速，热量传播较快，火势迅速蔓延至邻近舱室。由于发生火灾后人员疏散困难，火势较难控制，这一切最终造成严重后果。

由于船舶远离陆地，发生火灾后难以及时得到救援，一旦火势蔓延，将会导致船体结构受到破坏，重要设备受损，人员伤亡严重，因此，船舶火灾已成为威胁船舶安全的重要因素，烟雾吸入致肺损伤是船舶火灾中人员伤亡的重要原因。

第二节 船舶起火烟雾的特点

烟雾对船员身体的伤害主要表现在缺氧、烟雾中毒和高温烟雾窒息。由于烟雾中含有多种颗粒物质，大量一氧化碳（CO）、二氧化碳（CO_2）、二氧化氮（NO_2）等有毒气体，有时甚至含有氰化氢（HCN）、氯化氰（CNCl）、氯化氢（HCl）等高毒性气体，船员吸入这类有毒气体后会出现急性肺损伤乃至呼吸衰竭，严重威胁船员的生命健康。

一、分类

火灾烟雾中的有毒气体通常可分为 3 类。

1. 麻醉性或窒息性气体 如 CO、HCN。

2. 感觉或肺刺激剂 如 NO_2、一氧化氮（NO）、HCl 等。

3. 其他 如 CO_2 等。

二、CO

CO 是一种具有窒息性、无味、无色、无刺激性的气体，是由碳氢化合物在密闭空间内不完全燃烧产生的。在各种火灾烟雾的所有有毒气体中，CO 是公认的在火灾中导致大量人员中毒死亡的主要有毒气体。无论是闷烧还是明火燃烧都可产生 CO，CO 产生的量与通风条件有关，通风差的条件下，CO 产生会增加。

CO 中毒的症状和体征与血液中碳氧血红蛋白饱和度（COHb%）有关，火灾中绝大多数 CO 中毒死亡者的 COHb% 为 50% ～ 70%，过低或过高都不常见。动物实验结果显示，浓度为 2300 ～ 5700mg/m³ 的 CO 能使受试小白鼠全部死亡；对人来说，11 000 ～ 12 000mg/m³ 浓度的 CO 就可使人很快停止呼吸而死亡。

CO 本身对组织细胞并无明显毒性，其致伤机制一方面是 CO 对二价铁的高度亲和力，使 CO 与细胞内还原型细胞色素氧化酶结合，直接抑制细胞呼吸，另一方面是形成碳氧血红蛋白（COHb）后血液携氧能力降低而造成组织缺氧。由于二价铁的血红蛋白大量存在于血液循环中，因此通常 CO 大部分已同血红蛋白相结合，除非短期大量吸入高浓度的 CO，否则不会大量进入细胞中。

三、HCN

船舶舱室中的大量高分子材料，如氨纶、聚氨酯涂料、胶粘剂等燃烧可产生 HCN 气体，使 HCN 成为除 CO 外船舶火灾烟雾吸入中毒致死的主要原因之一。

火灾中 HCN 只有在相对较高的温度下含氮的材料才可产生。研究表明在一个中等大小的船舶中燃烧 2kg 聚丙烯腈产生的 HCN 即可达到致死浓度；100 ～ 120mg/m³ 浓度的 HCN 气体就能使受试大白鼠全部致死，150mg/m³ 浓度的 HCN 可立即使人致死。船员吸入含有 HCN 的烟雾可迅速出现严重的不适症状，如视物模糊、眼刺激、呼吸困难等，严重阻碍了受害者的逃生。

HCN 比 CO 作用迅速，比 CO 毒性大 25 倍以上，火灾烟气中 HCN 进入人体主要通过呼吸道，且迅速离解出 CN⁻，扩散全身，与组织和器官的细胞接触。与 CO 相比，HCN 并没有降低组织的供氧，而是抑制了细胞利用氧的能力。心脏和脑对呼吸抑制导致的缺氧尤其敏感，HCN 中毒引起的死亡通常是由于中枢性呼吸抑制所致。HCN 吸入的并发症之一是刺激呼吸或换气过度，导致吸气量增加，不仅使 HCN 吸入增多，而且火灾中其他有毒物质的吸入也增多。

文献报道，人在 HCN 浓度为 50ppm 的空气中可耐受 30 ～ 60min，但在 HCN 浓度为 100ppm 的空气中暴露同样时间则可能迅速致命，在浓度为 130ppm 的空气中暴露 30min 后死亡，而在浓度为 181ppm 的空气中暴露 10min 就可致死。与 CO 相比，血中 CN^- 浓度的检测比血 COHb 要复杂得多，且影响因素多。一般认为吸入 HCN 后，血 $CN^- > 1.0$ μg/ml 就可能出现明显的毒理作用，$CN^- > 3.0$μg/ml 就可能致死。

四、CO_2

CO_2 本身毒性相当低，但可使吸入气中氧的浓度降低，降低血液运输氧的能力。CO_2 和 CO 之间有协同效应，一般在火灾中 CO_2 的浓度为 5%，但可使 CO 的毒性增加 50%，当 CO_2 浓度超过 5% 时，CO 的毒性又回到其本身的毒性。这是由于 CO_2 刺激呼吸的频率和深度，使每分通气量（RMV）增加所致。CO_2 浓度为 2% 时可使 RMV 增加约 50%。

五、氮氧化物

氮氧化物是以 NO 和 NO_2 为主的混合物，在氧气充足时含氮可燃物会燃烧产生低浓度的氮氧化物，但速度远比 HCN 产生得慢。NO_2 毒性是 NO 的 5 倍，它是一种刺激性气体，可引起流泪、咳嗽、呼吸困难等不适症状；NO_2 气体与水反应，形成硝酸和亚硝酸可引起肺损伤。NO_2 的 LC_{50} 约为 200ppm，与 HCN 的 LC_{50} 相似。

与 HCN 相比，氮氧化物主要以肺刺激效应为致死效应。NO_2 与 CO_2 之间有相互作用，当存在 5%CO_2 时，NO_2 的半致死浓度（LC_{50}）变成 90ppm。另一个有趣的现象是 NO_2 与 HCN 之间也有相互作用，当在 NO_2 的 LC_{50}（约 200ppm）存在 30min 时，HCN 的 LC_{50} 从 200ppm 增至 480ppm，表明 NO_2 对 HCN 有拮抗作用，这可能是因为 NO_2 可使血红蛋白转变成高铁血红蛋白。

六、刺激性气味

刺激效应在所有的火灾烟雾中都存在，分为两类：①感觉器官受刺激，包括眼、上呼吸道刺激症状；②肺刺激症状。绝大多数的火灾烟雾两种刺激效应共存。舱室常用的 PVC 塑料分解时可产生 HCl，这种酸性气体既是一种强的感官刺激剂，也是一种强的肺刺激剂，75 ～ 100ppm 的浓度就可引起眼和上呼吸道的剧烈刺激。在火灾中也会产生许多有机刺激剂，主要是丙烯醛，对眼和上呼吸道都有刺激作用。

第三章 不同火灾现场烟雾成分分析

第一节 船舶起火烟雾成分分析

船舶火灾产生大量烟雾,烟雾是由可燃物燃烧产生的颗粒物质和有害气体混合而成的,烟雾成分多取决于可燃物本身化学性质和燃烧条件。首先,船舱内可燃物品种多,如燃料、橡胶塑料、隔热材料、油漆涂料、减震密封材料和被装等,以上每一种可燃物在燃烧时都会产生各种烟雾;其次,船舱密闭环境较多、设备集中放置、舱室空气流通有限,致使可燃物燃烧产生的有害烟雾很难快速排出,易导致烟雾浓度增高,再加上船舱的封闭往往使伤者处于高温中,增加伤亡概率。因此一旦发生火灾,对船员的安全会造成严重威胁。

船舶烟雾常见的无机成分约 14 种,有机成分约 211 种,其中以 CO 含量最高,HCN 的毒性最强烈。CO 中毒的症状和体征与血液中 COHb% 有关。研究发现,船舶舱室非金属材料燃烧产生的有毒烟雾被小鼠吸入后,其血中平均 CN^- 浓度和 COHb% 都升高,达到临床上 CO 中、重度中毒水平,故进入体内的 CO 大部分已与血红蛋白结合,一般不会大量进入细胞,除非短期高浓度大量吸入。

许多火灾受害者吸入含 HCN 烟雾后出现视物模糊、眼刺激、呼吸困难等不适症状,一定程度上阻碍了逃生。在一次聚亚胺酯床垫燃烧引起的火灾事故中,火灾遇难者体内含有致死量的 CN^- 和低浓度 COHb,大多数死者的血 CN^- 为 2 ~ 4mg/ml,COHb% 为 5% ~ 10%。动物实验也表明 42% 的小鼠血 CN^- 浓度在 1mg/ml 左右,有 9% 超过了 2mg/ml,达到了出现明显毒理作用的水平。HCN 中毒也是火灾死亡的主要原因。

第二节 建筑火灾烟雾成分分析

在城市火灾中,建筑火灾较常见,多发生在办公聚集地及居民区。这些地方道路狭窄,人员密集,一旦出现火灾,救援车辆往往不能及时到达,多引起人员伤亡，危害性较大。

一、建筑火灾有毒物质

近年来，由于使用的材料和建筑形式的不同，建筑火灾也随之发生了变化。火灾中发现的化学物质种类日益复杂，其中许多是剧毒。这主要是由于室内装饰品及家具材料的性质发生了变化，合成材料含量不断增加，其中含有更多的氮、卤素和磷添加剂。虽然 CO 是火灾中主要的致命有毒物质，但从这些添加剂中释放出的 HCN 和酸性气体同样被认为是造成建筑火灾中致残和死亡的主要原因。

二、燃烧产物的化学组成及含量

在火灾的研究中，常需要测定燃烧产物的化学组成及含量，常用的方法为气相色谱法。其分析原理为：混合物之所以能被分离是因为各组分在固定相和流动相之间的分配系数不同。当不同组分的气体（包括气化了的液体）处在不相混的相中，每一个组分必然会有一部分被固定相吸附，而另一部分则停留在流动相中。有人利用气相色谱仪对建筑材料如纸板、报纸、木块、布、聚乙烯（PE）、轮胎、PVC 管、聚氨酯泡沫塑料等不同物料进行研究。

（一）不同物料的累积产气

由于物料不同导致其累积产气量不同，温度不同烟气组分含量也发生变化。如轮胎的累积产气量变化平稳且产气量较低；塑料的累积产气量变化趋势明显且产气量大。物料的累积产气量随着温度的升高而上升，说明温度越高，物料热解得越充分。而在不同温度、环境、气温等条件下，同一材料其产物的种类与含量也会不同。

（二）不同物料瞬时产气量

从不同物料瞬时产气量的变化曲线可以发现，轮胎的产气较为平稳；木块、报纸、纸板和布的产气就有些变化，热解初期的瞬时产气量较大，达到一个最大值后趋于平稳并逐渐减小；PE 的曲线变化最大，热解初期产气很慢，经过一段时间产气量迅速增加，达到一个最大值后又迅速减小。

三、建筑材料发烟浓度的影响因素及变化趋势

可燃建筑材料的重量与发烟的数量成正比；可燃建筑材料温度升高，发烟的数量减少；建筑材料阴燃时的发烟量比明火燃烧时的发烟量要多很多；房间内的发烟量因装修材料的类别不同也有一定的差异。

在城市建筑外墙中，防雨幕墙在新建筑和翻新建筑中越来越受欢迎。它通常包括一个薄的外面板（4～12mm）、一个通风腔（50mm）和一层隔热层（60～200mm）。产品范围从 PE 填充铝复合材料（ACM-pe）到金属或矿棉板。有研究对 4 个防雨幕墙系统的有毒烟雾产生进行了比较。测试了由多异氰尿酸酯（PIR）、酚醛泡沫（PF）、石棉（SW）绝缘的不可燃铝复合材料（ACM）和具有 PIR 绝缘的聚乙烯填充 ACM 组成的系统。结果发现虽然 3 种具有不可燃性的绝热材料的烟气毒性相似，但与石棉（SW）相比，聚异氰脲酸酯（PIR）和酚醛泡沫（PF）隔热材料的烟气毒性分别高出 40 倍和17 倍。

2016 年，格伦费尔大厦进行了翻新，为改善建筑的隔热和外观增加了一个防雨幕墙。使用聚异氰脲酸酯（PIR）和酚醛泡沫（PF）的组合绝缘层附着在建筑的外墙上，表面是聚乙烯填充铝复合材料（ACM-pe），中间有一个 50mm 的空腔。2017 年 6 月格伦费尔大厦发生了火灾，大火开始于大厦的第四层并迅速蔓延。几分钟内，大火蔓延到大楼外部的防雨幕墙，外墙上聚异氰脲酸酯（PIR）在燃烧过程中产生大量 HCN，最终夺走了 72 人的生命。由此可知，建筑中防雨幕墙的使用增加了建筑火灾的危险性。

第三节　危险化学品火灾烟雾成分分析

危险化学品爆炸引发的火灾是生命财产安全的威胁之一，随着经济和生产力水平的提高，各种各样的化学品应用也在逐渐增多。大量危险化学品在储存和运输的状态下，具有较高的危险性，一旦操作不当，就会出现爆炸，引发火灾。

危险化学品引发的火灾烟雾中可能有下列 5 种类型的毒物。①全身窒息剂：主要为能够干扰氧的输送和传递造成组织缺氧的 CO 和丙烯腈等。②全身性毒物：包括金属烟雾，如锑、钢、铁、铝、银、锡、锌、镍的氧化物等；重金属如汞、铜、铅等。③支气管平滑肌刺激剂：如二氧化硫和异氰化物等。④单纯窒息剂：包括 CO_2、氮气、甲烷等。⑤呼吸道刺激剂：包括氨气、HCl、二氧化硫、光气、氟化氢、丙烯醛、氮氧化物等。

火灾烟雾时有毒气体往往成分复杂，如烟雾中含有大量 CO、CO_2、氮氧化物（NOx）、HCl、HCN、硫化氢（H_2S）、碳酰氯（$COCl_2$）等，这些有害气体普遍同时存在，对机体的伤害比单独吸入一种毒气更大，会损害呼吸系统、血液循环系统和中枢神经系统，对人的生命安全危害非常大。

火灾烟雾中的主要有毒成分类似，在短时间内吸入高浓度有毒烟雾可引起人体损伤甚至死亡。不同地点的火灾由于现场存放物品不同，烟雾成分也不同，但引起人体损伤致死的气体大致相似。随着火灾时间延长，有毒气体大量涌出并进入人体，以及火焰的直接损伤，造成人员重大伤亡。因此，及时发现火灾，尽早撤离火灾现场，脱离有毒气体环境，是减少伤亡的主要手段。火灾导致巨大的经济损失及人体损伤，应尽量避免发生火灾，定期进行安全检查。防止火灾发生是保障人民生命和财产安全的必要手段。

第四章 烟雾吸入肺损伤致伤机制

第一节 吸入毒物损伤

发生火灾时，大量木材、棉织物及现代合成材料燃烧往往会造成现场氧气浓度降低，尤其是在相对密闭的环境里，氧气（O_2）的浓度通常会下降 $10\% \sim 15\%$，此时发生窒息死亡的可能显著增加。在火灾现场发生的所有突发性死亡中，$60\% \sim 80\%$ 是由于吸入烟雾造成的。烟雾吸入后，烟气中含有的大量有毒有害颗粒、刺激性气体可导致大气道和肺组织发生直接和间接损害，引发 SI-ALI，这类损伤不易控制，在原有躯体烧伤的基础上极易出现 ARDS。

急性肺损伤的性质和程度取决于吸入气体的水溶性、浓度、空气动力学特征及溶于水后的 pH，与暴露时间、暴露是否发生在封闭空间及颗粒大小也有很大的关联，有毒气体通常通过吸入、直接接触皮肤或眼发生，其中吸入是导致相关死亡时最常见的方式。最常见的吸入形式是吸入气体和蒸汽，除此之外通过液体和固体成为细微的雾状、悬浮微粒也会被机体吸入。当然，损伤程度也受多种因素的影响，如年龄、肺功能、是否伴有基础疾病等，特别是有气道高反应性疾病或其他肺部疾病，人体的免疫力下降，此时损伤程度会更大，患者情况更差。暴露的环境因素相关也非常关键，直接影响机体损伤的严重程度，重要的环境因素包括暴露的持续时间和强度，以及暴露空间是否空气流通。值得注意的是，虽然化学物质意外释放的持续时间可能很短，但如果化学物质的浓度很高，一般也会造成严重损害。

当有毒颗粒水溶性较强或直径大于 $10\mu m$ 时会沉积在上呼吸道，迅速发展为上呼吸道刺激，并伴有眼和黏膜刺激。严重暴露时，进行性咳嗽、喘息或喘鸣可导致上呼吸道阻塞。若吸入的颗粒较小或较低溶解度的毒素，如光气、氟或氮氧化物、臭氧，可进入下呼吸道，导致呼吸道进一步损伤。当有毒气体接触量较少时，溶解度较小的气体（如氯）可能导致早期刺激性症状，大量接触后，可能导致迟发性肺水肿，并且由于大量肺泡破坏或窒息，上呼吸道阻塞，患者很可能发生死亡。因此，吸入性损伤是多种损伤方式的综合，包括声门上的热损伤，声门下呼吸道和肺泡损伤，以及吸收小分子毒素引起的全身性损伤。毒性物质不仅影响肺功能，对全身生理也有间接影响，肺实质被蛋白水解酶破坏，导致炎症介质大量释放，液体渗出增加，以及肺水肿和肺不张，同时也会引起远端器官相关炎性改变。

声门下吸入性损伤的主要病理生理变化是支气管血流量的增加。吸入损伤后几分钟内支气管血流量增加 10 倍左右并持续存在，导致支气管上皮破坏及血管通透性增加，增加黏液分泌，血浆渗出到呼吸道，使黏膜纤毛功能下降，渗出物逐渐阻塞气道。总体来说，气管支气管树受到蒸汽和有毒化学物质的损害，导致支气管收缩。这些损伤通过上皮碎片、纤维蛋白凝块和浓缩黏液形成的管型加重了气道阻塞，导致通气功能受损。及时的支气管镜诊断和多模式治疗可改善预后。

发生火灾时，在通风情况良好的条件下，材料以燃烧为主，其产物一般为二氧化硫（SO_2）、CO_2、NOx 等小分子有机物；在通风不好的情况下，产物主要以热分解为主，主要有 HCN、CO、CNCl、$COCl_2$ 等大分子有机物。这些气体对机体均有损害，其中 CO 含量最多，HCN 毒性最大。

第二节　热力损伤

烟雾吸入可导致呼吸系统的损伤，属于吸入性损伤，其发生的直接原因是吸入热空气或其他有害气体、物质所致的直接损伤。吸入性损伤多发生于火灾和密闭的环境中，烟雾中的成分复杂，不同类型的火灾都有其独特性，包括颗粒物、有毒性的化学物质及热量等，这些因素可同时存在，都会导致呼吸道组织和细胞发生病理性损伤。在烟雾吸入性损伤过程中，虽然气管支气管和肺实质的病变更多地与烟雾中的化学物质有关，但不可否认热力因素仍是引起呼吸道损伤的重要因素之一。

一、热力损伤的形式

热力可分为干热和湿热两种类型。热空气、火焰均属于干热。火焰中空气的温度为 260 ～ 350℃，而空间密闭的情况下，温度可高达 1000℃。干热的热容量较低，传热能力差，在吸入干热的气体后，气流通过口、鼻、咽喉，上呼吸道中水分吸收热量蒸发，使温度降低。水蒸发为气体的过程中吸收了大量的热能，当环境温度在 100℃时，每克水气化可释放 2255kJ 的热量，当温度在 200℃时，每克水气化可释放 1598kJ 的热量。这一过程可有效散热，热量在上呼吸道中可有效交换。有研究发现，吸入干热的气体后，气体通过喉部时温度为260～280℃，而到达气管和隆嵴时温度可降至50℃以下。吸入空气的温度在穿透下呼吸道之前急剧下降，同时气管、支气管具有吸热能力，支气管循环可有效冷却呼吸道气体，使通过声门后的大部分气体的温度与机体温度接近。有研究认为吸入烟雾对肺组织的损害不太可能是热损伤的结果，一方面认为干燥空气的载热能力非常低，另一方面与上呼吸道的散热能力非常有效有关。

湿热气体（如蒸汽）所含的热能远远高于干热气体，其热容量比干热空气大2000倍左右，热传导速度快，蒸汽热传导能力是干热空气的4000倍。上呼吸道的水、热交换，湍流、对流及蒸发作用，使湿热气体温度下降速率比干热气体慢，因而散热缓慢。烟雾吸入过程中，同时有湿热气体吸入时，可造成更加严重的吸入性损伤。动物实验证实，吸入同样体积的湿热空气和干热空气所造成的损伤不同，湿热空气较干热空气更容易造成呼吸道的烧伤，特别是发生在下呼吸道和肺组织的损伤。吸入蒸汽时，主动脉内血液温度可增高8.8～12.6℃，且上升迅速，下降缓慢。高压蒸汽可冲开声门，进入下呼吸道，造成损伤，引起比皮肤烧伤更广泛、更严重的溶血，毛细血管通透性增加，肺泡毛细血管破裂、出血和显著水肿。因此不能忽视烟雾吸入过程中存在的热力因素，特别是含有湿热气体时，出现下呼吸道和肺组织损伤的概率高于干热气体的吸入。

机体局部受热作用，组织细胞受损，造成烧伤创面。烧伤创面的大小、深度与热力的强度、作用时间和热的传导性相关。关于皮肤烧伤创面的研究认为44～51℃时，每升高1℃，表皮坏死率将成倍增加，而在70℃以上时，表皮坏死的接触时间不超过1s。导致损伤温度的接触时间与皮肤损伤程度有关，如果皮肤温度阈值在43℃以上，长时间接触，也可引起深度烧伤，这同样适用于呼吸道黏膜热力损伤，呼吸道暴露时间越长，导致的损伤越严重。

热能直接导致的呼吸道损伤，也与热空气产生的速度相关，速度快的火焰较静止的火焰造成的吸入损伤更加严重。在各种爆炸后形成的速度较快的热空气，在人体反射性喉痉挛出现之前，因速度快可冲入呼吸道，迅速通过声门，导致下呼吸道和肺实质损伤，这多在瓦斯、核武器等爆炸燃烧时出现。

二、病理生理

呼吸道损伤的程度和累及部位因为致伤因素的不同而存在区别。热力导致呼吸道损伤的部位包括鼻腔、口咽部、喉部、气管、主支气管和肺内支气管树。在火灾暴露的患者中，上呼吸道如鼻和口咽黏膜等烧伤，较下呼吸道的烧伤常见，同时烧伤程度较深，这些上呼吸道损伤主要与热力损伤相关。当人体吸入热空气时，声带多处于关闭状态，阻滞了热力向下呼吸道传导。另一方面，由于上呼吸道及上呼吸道局部黏膜具有水、热交换的功能，可通过气体的湍流、蒸发及对流的作用，使吸入到呼吸道内的气体冷却，同时黏膜组织中含有的水量蒸发，这一过程可吸收大量的热能，并迅速降低吸入气体的温度。因此热力主要损伤声带以上的上呼吸道，声带下方的热力损伤相对少见，大部分的热力在到达气管隆嵴前可被上呼吸道组织吸收。上呼吸道可通过主动关闭声门，以及热交换方式有效保护远端呼吸道，避免受损。另外在吸入热空气后，喉部出现反射性痉挛，从而减少热空气的进入，吸入热空气后大多仅损伤喉部，或喉部和气管上段的黏膜，隆突以下的支气管黏膜和肺实质较少损伤。机体通过上述反应减少热力吸入的损伤，进行自我保护。而当伤者因吸入烟雾后出现昏迷时，具有保护作用的反射性喉痉挛不再出现，高温空气可不断进入呼吸道，导致严重的下呼吸道损伤。

呼吸道黏膜的热传导性受到局部组织血流循环、组织含水量的影响。直接热损伤可引起呼吸道局部微血管发生变化，是导致上呼吸道损伤时的主要病理生理变化。热力吸入呼吸道后，鼻、咽、喉直接受热损伤，主要病变表现为黏膜和黏膜下充血、水肿。水肿发生的机制与皮肤热力烧伤相同，上呼吸道黏膜和黏膜下组织毛细血管通透性增加。热力可使蛋白失活，之后黄嘌呤氧化酶形成和活性氧族释放，在内皮系统内与 CO 联合，通过增加毛细血管压和局部通透性诱导上呼吸道水肿。高温气体的吸入也可使上呼吸道黏膜出现凝固性坏死、脱落，可在黏膜表面形成纤维素性渗出物。上呼吸道热力吸入损伤，可引起声门水肿、呼吸道狭窄，严重者出现上呼吸道阻塞。特别是在含有空气、蒸汽和烟雾且温度足以对下呼吸道造成热损伤的环境中，热量会导致声门迅速水肿，在肺部烧伤后遗症出现之前,造成气道阻塞迅速致命。研究发现，在伤后的 4h 即可出现因上呼吸道水肿加剧而发生的气道阻塞，出现通气功能障碍、呼吸衰竭，严重者因此出现窒息危及生命。

热力导致的下呼吸道损伤，因进入气管、支气管后温度迅速下降，因此热力直接损伤较上呼吸道轻，主要以烟雾中其他致伤物质为主。但如之前所述，高温、高速气流的热力损伤，有可能导致下呼吸道及肺组织的损伤。呼吸道黏膜损伤可表现为出血、溃疡、坏死和纤毛活动消失，并引起支气管炎，甚至出现假膜性坏死性气管、支气管炎。烟雾中同时含有其他大量毒性物质和碳颗粒物吸入至呼吸道，可引起呼吸道痉挛，加重了呼吸道阻力升高。研究发现,热力吸入导致的肺损伤时,肺泡表面活性物质——卵磷脂含量明显降低,最小表面张力增加,而最大表面张力变化不大,这可能与热力导致高温使表面活性物质失活相关。

热力吸入导致的肺组织损伤时,液体渗出至肺间质和肺泡腔内,导致肺水肿的形成,并有透明膜形成。有研究发现,蒸汽吸入后,肺组织内淋巴流量、肺血管蛋白漏出量、淋巴/血浆蛋白比值和淋巴总蛋白清除量均显著增加,提示热力吸入损伤后可出现肺间质和肺泡水肿。而热力一方面可导致肺内皮细胞和肺泡上皮细胞的损伤,另一方面激活机体的炎症反应,通过补体系统,也参与肺水肿的形成。上述改变,影响了机体的换气功能,加重了呼吸功能受损。

三、临床诊治

烟雾吸入性损伤中,热力多以导致上呼吸道损伤为主,因此在临床分类上多以声带以上,如口、鼻、咽部损伤为主的轻度吸入性损伤,以及气管隆嵴以上,如咽、喉和气管的中度吸入性损伤为主,少部分可出现以累及气管、支气管以下部位肺实质的重度损伤。轻度吸入性损伤临床上可出现口腔黏膜红肿伴水疱,咽部红肿,呼吸频率增快,可出现喉部轻度疼痛、干燥,可有咳嗽,无声音嘶哑、呼吸困难的临床表现。中度吸入性损伤可出现声音嘶哑、刺激性咳嗽和上呼吸道梗阻症状,部分患者可咳出脱落的坏死黏膜。当出现严重呼吸道梗阻时,需要气管插管或气管切开,以解除呼吸道梗阻和低氧血症。若出现气道阻塞和肺水肿的重度吸入性损伤,则可迅速出现呼吸窘迫和低氧血症,需要建立人工气道,呼吸支持,尽快纠正低氧血症。

有学者提出吸入性损伤可分为中枢性呼吸抑制型、上呼吸道梗阻型、下呼吸道梗阻型和肺实质损伤型,认为上呼吸道梗阻型,多因热力损伤引起口及上呼吸道水肿,导致机械性阻塞,多在伤后数小时内出现呼吸急促或呼吸困难。

目前临床上建议采用支气管镜检查,以明确吸入性损伤诊断,并可直接观察呼吸道受损伤情况及动态评估损伤的发展。气管镜可观察到上呼吸道、气管、气管隆嵴和叶段支气管,评估黏膜损伤程度及范围,同时可通过活检钳等直接夹取脱落坏死的黏膜组织,吸引痰栓,减轻气管阻塞。

四、热力损伤后遗症

烟雾吸入肺损伤可出现以组织纤维化和炎症为主的后遗症。其中热力损伤可伤及气管黏膜基底层以下，在损伤痊愈后可遗留瘢痕，导致气管狭窄，也与救治过程中采用气管切开或气管插管有关。气管软骨环部分结构破坏，气管插管气囊压迫局部气管黏膜，导致气管黏膜损伤，均可形成瘢痕组织，在损伤后期瘢痕收缩后，出现气管狭窄。同时气管黏膜形成的溃疡，可出现肉芽组织增生，加重气管狭窄。

作为烟雾吸入性肺损伤中的一个重要的致伤因素，热力因素导致的呼吸系统的损伤，与皮肤烧伤存在着一定的共同点，但因存在其他化学性损伤和有毒物质等致伤因素，同时由于呼吸系统的黏膜、解剖结构与普通皮肤组织存在着明显不同，使热力导致的吸入性损伤与人体皮肤烧伤存在更多的差异，需要结合呼吸系统的特殊性进行研究和更有针对性的综合诊治。

第三节　炎症风暴

在烟雾吸入肺损伤的发生发展中，炎症反应为主要核心地位，由多种炎性递质共同参与，并涉及多种复杂调节机制。烟雾吸入后一系列急性炎症反应被激活，包括细胞因子、转录因子、活性氧、蛋白酶等多种炎症因子，以上炎症反应的启动和增强导致了 ALI（ARDS）发生。目前，虽然有大量的研究对炎症反应进行探究，但炎症损伤机制在烟雾吸入肺损伤中的致病原因仍有待于进一步阐述。

一、炎症因子

细胞因子在烟雾吸入肺损伤的病理过程中发挥重要作用，能够有效改善炎症反应强度，但抗炎与促炎二者逐渐失衡时，就会对机体器官、组织、细胞等产生破坏，这种全身炎症反应是烟雾吸入肺损伤发病的开始。

（一）IL-8 和 IL-10

IL-8 是巨噬细胞和上皮细胞等分泌的细胞因子，对中性粒细胞有细胞趋化作用而实现其对炎症反应的调节，在肺损伤的发生、发展中起到一定作用。ALI 患者肺泡灌洗液中抗 IL-8 自身抗体浓度与病死率有关，浓度随时间逐渐下降则预后较好。抗 IL-8 自身抗体通过抑制中性粒细胞的凋亡，持续性加重对肺的损伤。IL-10 是由 T 细胞亚型和激活的单核细胞（巨噬细胞）分泌的细胞因子，是体内重要的抗炎细胞因子之一，具有较强的抗炎和免疫抑制作用。IL-10 能够减少肺泡灌洗液中 TNF-α 浓度，从而降低嗜中性粒细胞数目，达到减少肺损伤的目的。

（二）肿瘤坏死因子 α（TNF-α）

TNF-α 是由单核细胞（巨噬细胞）在内毒素、IL-1 等作用下以自分泌方式形成的一种多肽，是引起 ALI（ARDS）最重要的炎症细胞因子之一，是启动炎症反应的关键因素，也是体内细胞因子调节网络的启动元件和枢纽因子。TNF-α 使肺内的中性粒细胞释放溶酶体酶和脱颗粒，从而使中性粒细胞产生较多的氧自由基。TNF-α 通过激活 NF-κB 信号通路使其他的细胞因子合成并释放，使肺组织炎症因子和炎症细胞持续浸润，加重肺损伤。在一项小鼠实验中发现，ALI（ARDS）的小鼠肺组织 TNF-α 水平显著增高。其他研究表明，p75 受体缺乏的脓毒症小鼠血清中的 TNF-α 水平将升高，证明二者有一定的关联。另外 TNF-α 对阻断 p55 受体的小鼠能显著降低中性粒细胞的聚集，因而能减轻 TNF-α 介导的 ARDS。此外，TNF-α 由于对肺表面活性物质的抑制，导致肺泡塌陷和肺顺应性降低。

（三）选择蛋白

选择蛋白是在白细胞和活化的肺毛细血管内皮细胞表面表达的跨膜分子家族，也是启动中性粒细胞在内皮上滚动过程中所必需的。白细胞选择素（L-selection）、血小板选择素糖蛋白配体 -1（PSGL-1）、血小板选择素（P-selection）及内皮细胞选择素（E-selection）在血管内皮能够共同影响白细胞的黏附过程。细胞外血红素激活 P-selection 释放到毛细血管内皮表面，而抑制 P-selection 将抑制血管内溶血的发生。最近的研究发现，E-selection 在 ALI 导致死亡的患者中表达明显高于存活的患者，E-selection 血浆水平为 302ng/ml 是预测 ALI 相关死亡的最佳截断值。在脂多糖诱导的 ALI 中，抑制 3 种选择素，并不能抑制中性粒细胞向肺泡内迁移；而在眼镜蛇毒液诱导的肺损伤模型中，抑制 P-selection 可以减轻肺水肿。P-selection 和糖蛋白 Ⅱ b/ Ⅲ a 的拮抗剂对脂多糖（LPS）诱导的 ALI 并没有影响，但是它能促使血小板产生趋化因子 CCL5 和 CXCL4 的抗体，后者能剧烈地减少嗜中性粒细胞外逃并影响毛细血管通透性。

（四）整合蛋白

整合蛋白是由 α 和 β 链组成的膜连接的蛋白质，在细胞与细胞间的黏附中起重要作用。整合蛋白由于参与嗜中性粒细胞迁移及吞噬，因此其与炎症反应密切相关。整合蛋白能够通过与黏附分子相互作用介导细胞黏附。在 Toll 样受体（TLR）介导的肺损伤中，整合素 αVβ3 与 WISP1 一起作用，通过 ERK 信号通路作用于 TLR 促使 TNF-α 释放，影响炎症进展。在 LPS 诱导的小鼠 ALI 中，降脂药物辛伐他汀可诱导整合素 β4 高表达，并减少炎性因子 IL-6、IL-8、单核细胞趋化因子等的释放从而减轻肺损伤。高浓度氧环境可诱导肺泡内整合素 αV 产生，这与弹性纤维蛋白沉积有关，与支气管发育异常也有一定联系。

（五）趋化因子

炎症发生时，白细胞向肺泡内浸润受到由多种细胞释放的趋化因子的复杂网络的控制。肺泡巨噬细胞是肺泡中趋化因子的主要来源，产生 IL-8、生长因子相关肽和上皮嗜中性粒细胞活化蛋白（ENA-78）等。来自 ALI（ARDS）患者的肺泡灌洗液中的高浓度 IL-8 和嗜中性粒细胞与空气接触之间具有相关性。在流感导致的 ALI 小鼠模型中，$CD8^+$T 细胞表达的 γ 干扰素通过 Jak/Stat1 途径增加趋化因子表达，驱使白细胞向肺泡内迁移。在 LPS 诱导的小鼠肺损伤模型中，由 $CD8^+$ T 细胞表达的趋化因子受体 CXCR3 增加，并与趋化因子 CXCL9、CXCL10、CXCL11 一起聚集白细胞向肺泡内聚集，参与炎症级联反应；CXCR3 泌可由 $CD8^+$、$D122^+$ 细胞产生的 IL-10 从而减轻炎症反应，保护肺组织诱导因子 HIF 损伤时被激活，并且通过 CXCR4/SDF1 信号传导途径促进炎性细胞扩散和迁移，并增加内皮细胞的通透性；抑制 CXCR4 活性后 HIF 在肺损伤后所起的修复作用减弱。

二、炎症细胞

烟雾吸入肺损伤是肺部多种炎症细胞介导的肺部炎症反应及失控的炎症反应所致的肺泡 - 毛细血管膜损伤。吞噬细胞，尤其是中性粒细胞和巨噬细胞是肺部炎症和免疫反应的主要组成部分，而肺血管内皮细胞的免疫激活和损伤则是 SI-ALI/ARDS 发生、发展的病理基础。

（一）中性粒细胞

在急性肺损伤患者的 BALF 中发现大量中性粒细胞，且与临床预后相关。在 ARDS 患者中会发现大量中性粒细胞，其主要是通过聚集、黏附、转运、自身激活等一系列炎症反应。中性粒细胞 CD11、CD18 黏附分子与肺血管内皮细胞黏附分子结合，能够使中性粒细胞在肺组织聚集和转运。在 SI-ALI（ARDS）患者中，中性粒细胞呼吸爆发后可产生大量的活性氧、炎症因子、一氧化氮合酶和脱颗粒释放蛋白酶等物质，其中活性氧可影响呼吸链复合体。线粒体膜的通透性的结构和功能，也可直接使线粒体 DNA 发生断裂致肺组织细胞凋亡，还能损伤细胞间质，消耗自由基、清除剂，破坏体内氧化和抗氧化的平衡。

（二）肺泡巨噬细胞

游走在肺泡腔内的巨噬细胞称肺泡巨噬细胞（alveolar macrophage,

AM），肺泡巨噬细胞由单核细胞分化而来，广泛分布在肺间质内。AM 能释放多种抗炎介质参与肺部的抗炎作用。在 ALI 早期，AM 能清除大部分呼吸道和肺泡腔内的病原微生物。除此之外，AM 使中性粒细胞在肺组织趋化和聚集，从而导致了肺组织毛细血管膜的损伤，形成肺水肿。骨髓间充质干细胞通过调控 AM NF-κB 蛋白入核，减少中性粒细胞肺组织浸润，改善急性肺损伤。

三、肺血管内皮细胞

烟雾吸入后直接或间接改变肺泡上皮及肺毛细血管内皮的通透性，这些改变与细胞间连接松弛、断裂有关。

（1）抗人中性粒细胞抗原 -3a（HNA-3a）抗体可作用于血管内皮细胞上 2 种胆碱转运蛋白样蛋白（P1 和 P2），导致活性氧物质产生，白蛋白流出，降低内皮细胞肌动蛋白应力，进而使连接内皮细胞的钙黏蛋白松弛。

（2）NO 是肺毛细血管内皮细胞屏障完整的重要因素之一，它由内皮 NO 合酶生成，而 ALI 发生时内皮 NO 合酶产生超氧化物而不是 NO，这与内皮 NO 合酶的 S- 基谷胱甘肽化有关。

（3）肺泡上皮再生对 ARDS 恢复至关重要，研究表明，虽然中性粒细胞传统被认为是肺泡上皮损伤的重要原因，但中性粒细胞可促进肺泡上皮 II 型细胞再生。烟雾吸入肺损伤以肺血管内皮细胞受损为主。ALI 发生后，肺毛细血管内皮细胞通透性增加，整合蛋白、白介素、TNF-α、选择蛋白等大量炎性介质进入肺泡，中性粒细胞趋化变形，并穿过通透性增大的肺毛细血管进入肺间质及肺泡产生肺水肿；同时炎性介质通过损伤肺泡上皮细胞，引起肺泡表面活性物质生成减少，进而使肺泡内潴留的水分流动性减弱，加重肺水肿。ALI 的发生发展是多种炎性介质共同参与的一种复杂调节机制，主要以炎症反应为主（图 4-1）。

烟雾吸入肺时受损的肺血管内皮细胞产生血小板活性因子，会导致肺血管内皮细胞连接松散，巨噬细胞和肺血管内皮细胞会产生诱导型一氧化氮合酶（iNOS）大量合成 NO，使血管过度扩张，增加血管通透性。ALI（ARDS）时多种炎性因子在各种通路的调节下参与疾病的发展及预后。炎性介质在炎症反应中发挥着不同作用，炎症反应的发生既是机体对损伤因素的积极应答，也是造成机体进一步损伤的关键因素，同时也参与肺损伤后修复过程。

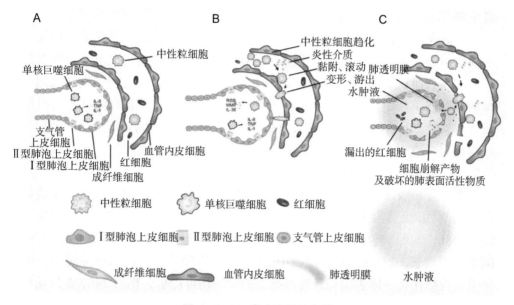

图 4-1 ALI 炎症进程示意图

A. ALI 早期：在炎症刺激下的肺泡巨噬细胞应答产生 TNF、IL-8、IL-1 等炎性因子；B. ALI 中期：血小板、巨噬细胞和血管内皮细胞产生趋化因子、细胞因子、选择素等炎性介质，趋化中性粒细胞黏附、滚动、变形、游出；C. ALI 后期：由于炎性递质的释放，毛细血管壁通透性显著变化，肺泡内皮细胞被破坏，红细胞、大量蛋白进入肺泡，肺泡表面缺乏表面活性因子，形成肺透明膜，同时在肺泡内大量细胞崩解，肺间质内肺纤维细胞增生，渗出纤维蛋白

第四节　继发感染

一、吸入性肺损伤合并肺部感染

感染过程实际上是微生物和机体防御功能抗衡的过程，而肺对病原入侵的防御主要依靠咳嗽反射、黏膜纤毛系统和肺泡内以巨噬细胞为主的免疫细胞三者共同的作用，吸入性损伤后，上述三种机制均遭到削弱，极易发生感染。重度吸入性损伤的患者并发肺部感染几乎不可避免：重度吸入性损伤患者常在早期需行气管切开以保持呼吸道通畅，但同时，细菌可越过口鼻直接到达下呼吸道，重度吸入性损伤患者下呼吸道存在大量黏膜坏死物质，成为细菌繁殖的温床；且因为肺部血液循环丰富，细菌及其产生的毒素极易通过受损屏障吸收入血，全身扩散，引发全身脓毒症；同时，细菌在呼吸道内与坏死的黏膜组织等形成痰痂，其脱落时可以造成气管或支气管阻塞，直接危及患

者生命。

严重烧伤患者，局部免疫功能下降明显，对微生物的易感性明显增加。一项以两组家兔进行对比的研究显示，在其他条件相同的情况下，一组在背部制作体表面积 20% 的三度烧伤，另一组不制作烧伤，气管内分别注入同等量的铜绿假单胞菌，结果提示在没有烧伤的动物组中，该菌在咽部虽暂时形成优势，但 24h 后优势基本消失，48h 后优势完全消失；而背部烧伤的动物，该菌优势一直保持到 72h，肺部的肉眼病变也明显重于对照组。提示烧伤后机体呼吸道对细菌的易感性增加。

烧伤合并吸入性肺损伤的患者，对细菌的易感性更加明显。另一项动物实验曾对 30 只蒸汽吸入性损伤的动物（犬），分别在伤后 2h、6h、12h、24h、48h，取肺组织进行细菌定量检查及血培养，结果，肺组织菌量随着时间推移而增长，24h 的 10 只动物中，已有 2 只肺组织菌超过 105/g 组织；如果吸入性损伤合并体表损伤，肺部感染的时间还可提早，伤后 24h，5 只动物已有 3 只的肺组织菌量超过 105/g 组织，且有 2 只动物血培养中检出与呼吸道相同的细菌，说明不但肺部感染的发生时间早，而且可能成为细菌入血的途径。

（一）流行病学特点

吸入性损伤大大增加了儿童和成人烧伤的发病率和死亡率，而吸入性损伤并发肺炎会导致死亡率增加甚至翻倍。有资料显示，在 117 例吸入性损伤且需要住院至少 48h 的患者中，32 例（27%）出现肺炎。一般吸入性损伤患者在第 6 天 +5d 出现肺部浸润影。烧伤总面积（TBSA）> 20% 的吸入性损伤患者的肺炎发生率为 60% (12/20)，明显高于烧伤面积 < 20% 的患者的 21%（20/97）肺炎发生率。吸入性损伤合并肺炎患者的总死亡率为 19% (6/32)，是吸入性损伤未合并肺炎患者死亡率（9%）的 2 倍。与吸入性损伤无肺炎患者相比，吸入性损伤合并肺炎患者的平均住院时间明显延长。

1999—2009 年某烧伤中心 38% 的吸入性损伤患者并发肺炎，显示了更高的肺炎发生率。吸入性肺损伤合并肺炎显著增加患者的死亡率，有资料显示，中度以上吸入性损伤者有 53 % 发生了肺部感染，而无吸入性损伤者肺部感染很低，可见吸入性损伤非常显著地增加了肺部感染的机会。

（二）吸入性损伤患者并发肺炎的危险因素

在吸入性损伤病例中，肺炎倾向于发生在总烧伤面积 > 20% 的患者，这部分患者肺炎发病率增加了 51%。且吸入性损伤合并肺炎的患者插管天数和死亡率明显升高。初始 PaO_2/FiO_2 降低、初始支气管镜分级为 3 级或 4 级、初始 CO 浓度＞10% 的患者吸入性损伤合并肺炎的发生率也明显升高。气管切开、机械通气等可增加肺部感染的途径。吸入性损伤患者肺炎的危险因素包括年龄、TBSA、初始 PaO_2/FiO_2、初始支气管镜分级和初始 CO 水平。吸入性损伤严重程度评分中，评分≥2 分提示吸入性肺损伤合并肺炎的风险较高（表 4-1）。

表 4-1　吸入性损伤严重程度评分

年龄（岁）	评分	全身表面积 %	评分	初始 PaO_2/FiO_2	评分	支气管镜分级	评分	一氧化碳血红蛋白	评分
＞50 岁	1	＞20%	1	≤300	1	3 或 4	1	＞10	1
≤60 岁	0	≤20%	0	＞300	0	1 或 2	0	≤10	1

注：总分为 5 分，分数≥2 分意味着肺炎的可能性高

（三）烟雾吸入损伤合并肺炎发生的时机

1. 吸入性损伤分期是 1969 年由 Stone 提出，即呼吸功能不全期、肺水肿期、感染期（第 3～10 小时）。也有学者提出新的分期方法：急性期、坏死黏膜脱落与感染期（第 2～14 小时）及修复期。总之，感染常发生在吸入性肺损伤的第 2～14 小时。吸入性损伤主要是热力和烟雾导致，热力可直接损伤呼吸道黏膜和肺实质，引起局部损害，而吸入烟雾可引起广泛的肺组织损伤，这是由于烟雾中含有数十种具有腐蚀性、刺激性及有毒的物质，可引起化学性损伤。

2. 损伤后患者气管、支气管大片黏膜坏死，脱落的黏膜组织阻塞小气道，引起肺不张，进一步导致呼吸困难和支气管痉挛，甚至窒息。此时患者呼吸道免疫功能极度下降，富含蛋白的分泌物、脱落的坏死黏膜和异物等均有利于细菌的生长和繁殖，极易造成细菌感染。

3. 单纯吸入性损伤继发感染常发生于伤后 2d，同时伴有大面积皮肤烧伤的患者，全身免疫功能下降，感染可于伤后 48h 内发生，持续时间可长达数周至数月，而感染的病原菌常与烧伤创面分离的菌种一致。吸入性损伤合并肺部感染的患者，感染往往不易控制，病死率高。在中、重度吸入性损伤患者中，肺部感染的发生时间分别为伤后第 2 天和 1 周左右，而无吸入性损伤肺部感染的发生时间在伤后第 2 周左右，说明有吸入性损伤者肺部感染的发生时间较无吸入性损伤者肺部感染的时间为早。

（四）吸入性肺损伤合并感染的临床表现

1. 吸入性肺损伤合并肺部感染时，症状和体征与普通肺炎患者类似，吸入性肺损伤并发肺炎常发生于中、重度吸入性损伤及气管切开或机械通气的患者，起病可急可慢或呈隐匿发病，临床症状常以咳嗽、咳痰、呼吸困难等为主，痰量较前增加或出现脓性痰均是并发肺炎的主要特点。主要体征包括发热，肺部听诊干、湿啰音等，具体体征根据患者病情、感染部位而异。

2. 吸入性肺损伤的患者常合并其他部位烧伤，烧伤并发肺炎时，肺炎的体征往往被烧伤本身或脓毒症的症状所掩盖，起初患者肺部可能仅听到粗糙的呼吸音，有的患者开始时出现干啰音或哮鸣音，2～3d后才出现湿啰音，因此单凭临床症状与体征很容易漏诊。有人工气道的患者可经人工气道内吸出大量痰液，严重者可出现呼吸困难、发绀等表现。

3. 实验室检查：血常规表现为白细胞增高或核左移，但免疫功能缺陷患者可表现为白细胞减少。胸部影像学常是诊断吸入性损伤合并感染的主要诊断依据。病变可表现为弥漫性双侧支气管肺炎，可累及多个肺叶，也可呈现结节状浸润或小片状浸润病灶。

（五）吸入性损伤合并肺炎的病原学

1. 吸入性肺损伤患者肺炎发生之前的呼吸道细菌定植特点　烧伤合并吸入性肺损伤的患者，在起病初期，呼吸道内即出现定植菌，在吸入性损伤的病程中，极易造成感染。一项回顾分析1998—2002年的78例烧伤患者特点的研究，这些患者分别接受了现场或急诊气管插管，其中80%的患者有吸入性损伤。在这项研究中发现74例患者中有61例（82.4%）在初次BALF上有细菌存在，53%的患者在初次支气管镜检查的BALF中有病原菌生长，其中，12例患者（16.2%）的菌落数量超过105cfu，17例患者（22.9%）的细菌数量超过104cfu。优势菌为革兰阳性球菌，其中绿色链球菌15例（20%），金黄色葡萄球菌8例（11%），肺炎链球菌4例（6%）。在这些最初的BALF中收集到的其他微生物包括卡他莫拉氏菌（3例）、流感嗜血杆菌（3例）、革兰阴性杆菌（3例）、脑膜炎奈瑟菌（2例）、鲍曼不动杆菌（2例）、肺炎克雷伯菌（1例）、阴沟肠杆菌（1例）、副流感嗜血杆菌（1例）、黑曲霉（1例）、棒状杆菌（1例）、凝血杆菌。

真菌的感染在肺吸入性损伤患者中也不容忽视，在烧伤ICU中越来越普遍，真菌定植和感染的管理仍然是临床医师面临的挑战。2013年1月至2015年12月期间住进烧伤ICU的合并真菌感染的烧伤患者分析，共纳入172例患者，38例（22.1%）真菌培养阳性，其中非白念珠菌属20例（52.6%）占比最多,其次是白念珠菌15例(39.5%)。真菌分离以软组织标本最多(60.5%),其次是尿液标本(23.7%),最后是血培养和呼吸道分泌物标本(7.9%)。

2. **吸入性肺损伤患者发生肺炎的病原体与建立人工气道**　一项针对呼吸机相关肺炎(VAP)的10年回顾性研究,与住院后插管患者相比,现场插管后肺炎更有可能是社区获得性肺炎,肠道革兰阴性杆菌感染率显著降低。

3. **感染病原体的种类与患者的住院时间**　烧伤患者的医院相关感染时间是完全可以预测的。在住院治疗的第1周,皮肤和软组织感染经常出现。同时,肺炎、血流感染和尿路感染往往较晚出现。因此,在感染的早期,革兰阳性菌明显优于革兰阴性菌。多项研究显示,住院时间与从烧伤患者中分离出的细菌类型相关。一项回顾性研究涉及125例住院烧伤患者,表明铜绿假单胞菌(*P. aeruginosa*)很少在入院的第1周内出现,然而,在入院28d后评估,铜绿假单胞菌的存在增加到55%。流感嗜血杆菌的情况则相反:36%的患者在第1周内被分离出来,但在接下来的7d内几乎降为零。在2004—2013年对5524例烧伤患者的研究中也有类似结论,这些研究均表明革兰阳性菌往往比革兰阴性菌出现得更早。虽然住院时间与烧伤程度、有无吸入性损伤等临床特征有关,但住院时间是烧伤患者多药耐药(MDR)细菌感染的重要危险因素之一。烧伤患者的感染归因死亡率在50%~75%,而MDR细菌引起的感染使烧伤相关败血症患者的死亡率从42%上升到86%。

4. **我国烧伤合并吸入性损伤患者发生肺炎的病原体特点**　我国住院48h后烧伤合并吸入性损伤的患者,肺部感染的病原菌主要为革兰阴性杆菌,在102例危重烧伤患者中,烧伤面积均大于50%,其中有83例患者伴有中度以上吸入性肺损伤,82例行气管切开。在伤后2~21d,用无菌吸痰管共取得167份痰标本(肺部感染严重的患者收集痰液≥2次),收集痰液的同时,收集面颈部或前胸部的创面分泌物。167例痰标本共检测出206株病原菌,以革兰阴性菌为主,为78.6%,而革兰阳性球菌占21%。菌群分类为鲍曼不动杆菌排在第一位,达30.1%,其次是铜绿假单胞菌,占26.7%,金黄色葡萄球菌占20.4%。且这项研究表明,肺炎的病原体与烧伤创面的病原体基本一致。

5. **少见感染——吸入性肺损伤合并肺蛔虫感染**　在没有中间宿主的情况下,蛔虫通过手对口转移卵子,常见于人。卵子从粪便中排出后,第二期幼虫在体外发育。活动的横纹状幼虫从十二指肠的卵壳中出来,穿过肠壁,侵入淋巴管和小静脉,通过胸腔导管或门静脉和腔静脉到达肺部。在肺部,大多数幼虫从肺毛细血管进入肺泡,但也有一些未经肺循环过滤的幼虫可能被带到身体的任何部位。10d内,肺泡发生两次蜕皮,然后幼虫爬上支气管和气管，沿着食管到达肠道。如果感染严重，当幼虫穿透肺泡时，肺部就会出血。肺泡内有明显的局部嗜酸性粒细胞反应，常为局灶性或弥漫性支气管肺炎，儿童在这一阶段常死于肺炎。J. P. Heggersxp 等报道了 2 例肺烟雾吸入损伤后肺蛔虫感染的病例，其中 1 例患者接受了体外膜肺氧合（ECMO）治疗，但没有接受全程抗蛔虫治疗，随后死于成人呼吸窘迫综合征，其肺组织切片显示幼虫感染。第 2 例患者接受了完整疗程的甲苯咪唑片治疗，最终痊愈出院。蛔虫诱导的肺损伤叠加严重的烟雾诱导的肺损伤可能具有附加效应，导致严重的、不可恢复的呼吸衰竭。

（六）吸入性肺损伤合并肺炎的诊断

以下诊断标准参考 2007 年美国烧伤协会共识会议中定义的肺炎的诊断标准，具体包括：

1. 肺炎的临床诊断需符合以下其中 2 条

（1）胸部 X 线显示新的、持续的浸润、实变或空洞。

（2）存在脓毒症的相关症状。

（3）痰液增加或痰液性状变为黄脓痰。

2. 肺炎的诊断要排除以下疾病 急性呼吸窘迫综合征、气管支气管炎、胸部挫伤等，这些疾病可能与肺炎具有相同的症状及肺部影像学表现，需要进一步鉴别。

3. 微生物学证据 根据微生物学数据，可将肺炎临床诊断改良为以下 3 种情况。①确诊：临床症状＋明确的病原体；②疑似：临床症状存在，但无病原学支持；③疑似：胸部 X 线异常，临床怀疑低或中度，但符合微生物学明确标准或病原体已确定。

4. 微生物学诊断标准

（1）气管内吸痰：病原菌数 ≥ 10^5。

（2）支气管肺泡灌洗液：病原菌数 ≥ 10^4。

（3）保护性毛刷（PBB）：病原菌数 ≥ 10^3。

（4）少见病原体的诊断不包含在上述标准中。

（5）烧伤创面可能是病原体通过血液传播的来源之一。

（七）吸入性肺损伤合并肺炎的抗生素应用

抗感染方面，应遵循抗生素应用原则，往往是根据分离到的病原体的药敏试验，结合药代动力学及药效动力学特点，选择合适的抗生素。但预防性抗生素的使用管理一直是一个有争议的话题，目前尚无公认的说法。在 Anvi 等的荟萃分析中，围手术期全身使用抗生素可显著防止肺炎的发生。

有研究表明，烧伤合并吸入性肺损伤患者预防性应用抗生素可减少约 50%
的肺部感染。但目前相关指南不建议烧伤患者预防性使用抗生素，由于担心
产生抗生素耐药性和念珠菌感染，激进的抗生素使用可能会促进烧伤创面中
真菌的增殖。Eirini Liodaki 等的研究表明：预防性应用抗生素后吸入性损
伤患者肺炎发生率为 34%（$P < 0.01$），而另一项研究未给予预防性抗生素
治疗组肺炎发生率为 27%，在 Cancio 等的综述中也报道了预防性抗生素不
能阻止肺炎发展的事实。因此，烧伤合并吸入性损伤的患者是否需要预防性
应用抗生素仍存在争议。

假丝酵母属（*Candida spp.*）在美国是医院内血流感染的第四大原因，占
所有在医院获得的血液感染的 8%，启动念珠菌治疗的意义非常重要。Garey
等在他们的队列分析中使用了不同的时间类别，发现在采血后延迟 24h 开始
抗真菌治疗显著增加了死亡率。但在 Eirini Liodaki 的研究中，31% 的吸入性
损伤患者分离到白念珠菌和非白念珠菌，而在非吸入性烧伤患者中只有 4.1%
分离到白念珠菌和非白念珠菌（$P < 0.01$）。白念珠菌很可能存在定植而非
引发感染，且 Eirini Liodaki 认为即使存在念珠菌感染，也并不是一个严重的
问题，因为念珠菌感染患者的死亡率只有 0.9%。美国烧伤协会关于呼吸机相
关肺炎在烧伤患者中的实践指南也指出，从呼吸道分泌物中分离出白念珠真
菌往往是呼吸道定植，很少需要抗真菌药物治疗。

二、吸入性肺损伤合并其他肺外感染

烟雾吸入肺损伤患者往往伴随较重的烧伤，也需要高度重视烧伤感染的
概念。大面积烧伤（总体表面积的 20%）时机体反应强烈，烧伤后发展的高
代谢会导致热量需求的增加，这可能会使正常的静息能量消耗增加 1 倍。与
其他危重疾病一样，烧伤患者感染和脓毒症的风险很高。在大多数患者中，
感染和脓毒症的诊断有很好的标准，但并不适用于烧伤患者。烧伤患者失去
了对微生物入侵的主要屏障，因此他们经常并长期暴露在外界环境中，大量
炎性介质持续释放，提高了患者的基础代谢水平。烧伤患者基线体温一般设
定为 38.5℃，大面积烧伤患者心动过速和呼吸急促可持续数月。持续暴露导
致白细胞计数发生显著变化，故白细胞增多不能作为脓毒症的不良指标。烧
伤科医师已经学会了使用其他线索作为感染或脓毒症的迹象，如液体需求量
增加、血小板计数下降、精神状态改变、肺状况恶化和肾功能受损。因此，
烧伤患者的感染和脓毒症的标准化定义一直没有定论。2007 年 1 月 20 日在
亚利桑那州图森市召开了一次确定烧伤脓毒症和感染的共识会议，几位烧伤

管理或研究方面的专家聚集在一起，确定了烧伤中脓毒症和感染的共识。

（一）脓毒症

脓毒症是危重患者发病率和死亡率升高的主要原因之一。现有的脓毒症定义并不适用于烧伤患者，烧伤脓毒症的定义必须区分由于微生物感染导致的患者状态变化与烧伤本身或相关事件（如吸入性损伤）引起的继发性改变。

1. 由烧伤带来的高代谢状态，会导致患者体温、心率、呼吸频率和血压的增加。已有文献证明，烧伤患者代谢率可能接近正常状态的 2 倍，在烧伤创面愈合后，这种高代谢状态会持续数月之久。大面积烧伤的患者会将他们的基线温度"重新设定"到 38.5℃左右。因此，在体温至少达到 39℃之前，发热不被认为是脓毒症的迹象。新陈代谢的增加也会导致心动过速，因此，烧伤患者感染时心率可能比非感染者更快。烧伤患者呈现慢性伤口暴露的状态，会导致白细胞升高，因此，白细胞被用于烧伤感染的诊断也不可靠。

2. 血小板减少症已被证明是脓毒症的可靠标志。由于最初烧伤休克复苏后液体大量转移，严重烧伤后 24 ～ 48h 经常会出现血小板减少症。此时，血小板减少是血液稀释而不是脓毒症的指标。约 3 天后，血小板计数下降是脓毒症的一个有价值的先兆。

3. 对于其他患者，高血糖，特别是在接受积极的胰岛素治疗的情况下，是脓毒症的征兆。同样，无法耐受肠内喂养是脓毒症的常见先兆。由于大多数烧伤患者都积极接受肠内营养支持，耐受性改变是一个需要警惕的信号。

（二）血流感染

血流感染（blood stream infection，BSI）必须满足以下两个标准之一：①患者从两次或两次以上血液培养阳性，或脓毒症合并 1 次阳性的血液培养阳性（排除常见皮肤污染物的微生物，如白喉类、杆菌属、丙酸杆菌属、凝固酶阴性葡萄球菌或微球菌）。②患者有两次或两次以上不同部位（包括静脉穿刺术）抽取的血培养出的共同皮肤污染菌，且患者伴脓毒症的临床体征。如果从血液中培养的微生物没有在患者的另一个部位引起感染，称为原发性 BSI。如果从血液中培养的微生物在患者的其他部位引起了感染，那么 BSI 就被称为继发性 BSI。但以下情况可能出现漏诊：培养技术的限制导致的假阴性；使用抗生素的患者可能导致的假阴性。

（三）导管相关性感染

中心静脉导管是一种血管通路装置，它终止于心脏附近或静脉系统中的大血管。中心静脉置管 48h 后的感染，需要考虑导管相关感染的可能。任何中心静脉导管置管的患者如果有感染或脓毒症的迹象，且感染症状在拔除中心静脉导管后 24h 内消退，也应被认为是起源于导管的感染。但应区分下列几种情况。

（1）导管细菌定植：导管末端、导管皮下段或导管中心部位的微生物（>15cfu）的显著生长。

（2）导管出口部位发炎：在导管出口部位 2cm 范围内出现的任何红斑或硬结都不是感染。可能没有血液感染、脓毒症或局限性脓肿的迹象。

压痛、红斑或导管出口 2cm 以上的硬结是出口部位感染。出口部位的脓肿或坏死也属于出口部位感染。这两者都假设没有血流感染或脓毒症的迹象。

（3）中心静脉导管感染：使用血管内导管的患者的任何菌血症或真菌血症，其微生物生长来自导管部位分离的静脉或动脉的至少 1 次血液培养，临床上有感染体征，排除其他部位的感染，符合以下情况或之一：①使用血管内导管的患者的任何菌血症或真菌血症在半定量培养分析中每根导管每段 > 15cfu 或定量培养大于 103 个菌落。②从中心静脉导管和单独的静脉或动脉部位同时定量血培养，导管与其他部位的比例大于 5：1，为导管相关感染。③如果导管血生长病原菌 2h 以后出现不同的培养生长期，则考虑为导管相关感染。

中心静脉导管仍然是烧伤患者感染的来源之一，通常是菌血症和败血症的来源。需要应用一种包括所有可能来自导管的感染的方法。根据这些定义，当存在疑似感染或记录在案的感染时，中心静脉导管应被视为所有临床目的的感染导管。研究方案应使用更严格的定义，要求将感染记录在案。中心静脉导管已成为烧伤治疗的主要手段。中心静脉导管感染率有时超过每 1000 个导管中 20 个导管相关的血流感染。

（四）烧伤创面感染

（1）创面定植：伤口表面存在低浓度的细菌，没有侵袭性感染。病理诊断：< 105/g 组织。

（2）创面感染：高浓度的细菌存在于伤口和伤口焦痂中，没有侵袭性感染。病理诊断：> 105/g 组织。

（3）侵袭性感染：烧伤创面中病原体的存在，其浓度与烧伤深度、所涉及的表面积和患者年龄有关，足以引起化脓性焦痂分离或移植物丢失，侵入邻近的未烧伤组织，或引起脓毒症综合征的全身反应。病原体高浓度存在于伤口（通常为 105/g 组织）侵袭或破坏未烧伤的皮肤（组织）可能伴有或不伴有脓毒症，许多烧伤创面侵袭性感染危及生命，需要紧急治疗（可能需要伤口切除）。

（4）蜂窝织炎：高浓度的细菌存在于伤口和（或）伤口的焦痂中，检查周围组织发现有进行性红、肿、热、痛、脓毒症（伤口周围的红肿可能不需要治疗）。

（5）坏死性感染（筋膜炎）：侵袭性感染，潜在（皮下）组织坏死。

（6）伤口感染的诊断

1）客观证据：①定量活检（可用于确认，但不可靠。可帮助识别生物体）；②定量拭子（检测结果不佳，但可帮助识别生物体）；③组织学。

2）主观证据：①疼痛、红斑、颜色变化；②伤口外观或深度的意外变化；③系统性变化；④烧伤焦痂的过早分离。

需要注意的是，皮肤表面和烧伤创口都有细菌的存在，而细菌的存在本身并不意味着感染。可通过持续观察创口外观变化来判断是否并发感染，如烧伤创口新发红肿、渗出增多、疼痛加重或深度增加。

另外，创口感染时，烧伤焦痂可出现过早分离。焦痂是覆盖在深度烧伤上坚韧的凝结的蛋白质。浅表烧伤形成渗出物结痂，由纤维蛋白、细胞碎片和局部抗菌剂的残留物形成。焦痂分离是细菌从下面的活组织中消化掉失活组织的结果。焦痂早期分离表明存在侵袭性感染，但在临床上早期分离较为罕见，因为大多数烧伤外科医师在细菌入侵之前就切除了深度烧伤，然后植皮。烧伤创面培养出铜绿假单胞菌往往是定植，虽然会在局部产生黄绿色渗出物，但这不代表发生了侵袭性感染。侵袭性铜绿假单胞菌病往往是外科急症，常表现为烧伤伤口发生紫黑色和"凹凸不平"区域变化，可侵袭浅表和深部的创口，有时还会涉及厚度不等的供体部位，甚至是未受伤的皮肤，患者可有严重的脓毒症症状。治疗包括全身和局部抗生素应用。最重要的是这些伤口需要积极的外科清创和切除。除细菌外，其他病原体也能致病。酵母菌和真菌是烧伤创面侵入的重要原因。在浅表创面，念珠菌可能出现脓性小丘疹。曲霉菌表现为灰褐色斑块。单纯疱疹是浅表伤口破裂的常见原因，其特征是伤口上有穿孔的病变。

第五章　烟雾吸入肺损伤病理和病理生理学改变

烟雾吸入后，通常由于热损伤和吸入有毒物质等因素，损伤可累及上呼吸道、肺实质和肺间质、下呼吸道及肺泡等。其病理学表现包括下呼吸道黏膜损伤、肿胀、坏死，分泌物增多；肺实质受损出现肺水肿、肺出血、肺不张、肺透明膜的形成及肺小血管血栓形成，严重者继发肺部炎症感染。病理生理学改变复杂多样，主要概括为3个阶段：渗出期、增殖期、肺纤维化期。每一阶段以不同病理生理反应发挥主要作用，相互促进影响，加速疾病进程。第一阶段特征是中性粒细胞流入、活性氧和氮物质的产生、炎性介质的产生和补体降解产物的释放。第二阶段特征是纤维化、细胞增生和透明膜的形成。第三阶段特征是呼吸窘迫，继发感染。本章就烟雾吸入性损伤的病理、病理生理学改变及实验中观察到的病理生理改变进行概述。

第一节　病理学改变

皮肌炎（dermatomyositis，DM）是一种累及皮肤和肌肉的自身免疫性炎性结缔组织疾病，可伴有或不伴有多种皮肤损害，也可伴发各种内脏损害、恶性肿瘤等，是皮肤科重症疾病之一。皮肌炎包括多发性肌炎、特发性皮肌炎、合并恶性肿瘤的皮肌炎、无肌病性皮肌炎及儿童皮肌炎等类型。

一、下呼吸道病理改变

下呼吸道是指气管、主支气管、肺内叶支气管、段支气管及其分支，直至终末细支气管。

（一）气管

气管损伤可按吸入性损伤的严重程度，表现为以下几种。①轻度：黏膜上皮变性、纤毛消失；杯状细胞增多，分泌增强，黏液腺分泌亢进，腺管扩张；固有膜明显充血和水肿。②中度：黏膜呈多发性局限性坏死，溃疡形成，常见中性粒细胞浸润。③重度：黏膜呈广泛凝固性坏死，极易剥脱，形成坏死剥脱性气管炎。黏膜下显著水肿，高度充血，并有出血现象。

在某些病例中，在黏膜坏死、溃疡的基础上，可有白喉样假膜形成。假膜由纤维素、坏死的黏膜和大量中性粒细胞组成。假膜形成后，很快被各种细菌侵入。这种假膜性炎最常累及气管，也可向上延伸至喉部声带下方，向下扩展至Ⅰ、Ⅱ、Ⅲ级支气管及其分支，形成膜性喉 – 气管 – 支气管炎。

除此之外，对吸入性肺损伤患者采取的救治措施如气管切开术，也会对气管造成损伤。主要的病理变化包括在气管切开插管下端接触的气管前壁发生气管黏膜糜烂和局灶性气管炎。

（二）主支气管及肺内各级支气管

主支气管在吸入性损伤时的病理变化与气管所见基本相同，但也有其自身的特点：①黏膜杯状细胞弥漫性增多，分泌功能亢进；分泌的黏液通常在 48h 内变得黏稠；管壁充血、水肿和出血更为显著。②支气管在分支过程中，管径越分越细，由于黏稠的分泌物、炎性渗出物和脱落的坏死组织，导致管腔易于阻塞。阻塞有完全性和不完全性之分，前者可导致肺膨胀不全，后者则引起局限性肺气肿。③深部小支气管黏膜可发生假膜性炎，假膜脱落于管腔内形成膜状管型。④深部小支气管损伤修复后，因牵拉可分别引起支气管扩张症或支气管狭窄。

二、肺实质病理改变

肺实质指末梢肺组织的气体交换部分，包括呼吸性细支气管、肺泡管、肺泡囊和肺泡。肺泡 – 毛细血管膜为基本结构和功能单位。

（一）肺水肿

肺水肿为烟雾吸入性肺损伤早期突出现象之一。通常，肺水肿在伤后 4 ～ 5h 和 24h 呈现两个高峰。肺水肿有轻、中、重之分：轻度肺水肿时，肺重量无明显改变，仅切面呈湿润状，切片中见部分肺泡腔内充有嗜伊红微细蛋白颗粒；中度肺水肿时，肺重量微增，切面有少量液体外溢，镜下可见多数肺泡腔内充有嗜伊红蛋白颗粒；重度肺水肿时，肺重量增加较为明显，切面有大量泡沫状液外溢，镜下见绝大部分肺泡腔内充满嗜伊红微细蛋白颗粒，病变分布弥漫。部分患者的肺泡内见有均质嗜伊红色的透明膜形成。肺水肿常伴有肺充血，因而肺的颜色多不变浅，同时肺泡腔内常伴有多少不等的自血管外渗的红细胞。肺水肿不仅见于肺组织的气体交换部分，即肺泡隔和肺泡腔，也在血管或各级支气管周围呈"袖套"状分布。

肺水肿的发生，既可由原发性因素所致，如烟雾吸入性损伤使肺毛细血管通透性增加，也可继发于严重休克及感染等烟雾吸入后并发症。

（二）肺出血

烟雾吸入性损伤时常见局灶性和弥漫性肺泡内出血。局灶性出血多见于肺膜下，界线清楚，直径一般为 0.3 ～ 1.0cm，圆形，暗红色硬结，显微镜下表现为肺实质内出血，未见组织坏死，炎性反应和菌落聚集。而弥漫性肺泡内出血时肺组织质地较坚实，暗红色，与肺出血梗死或大叶性肺炎红色肝样变期外观相似，但镜下无肺组织坏死或炎症细胞浸润等改变。

（三）肺不张

有研究表明，在因烟雾吸入性肺损伤的死亡病例中，有 30% 的患者死于肺不张。肺不张可与肺气肿同时存在。肺不张多由支气管假膜性物质或黏液脓性栓堵塞所致。由于肺泡Ⅱ型上皮细胞受损，肺表面活性物质的形成减少，或肺水肿使肺表面活性物质破坏增速致肺表面张力异常升高，也可能是非阻塞性肺不张的原因之一。

（四）肺透明膜形成

透明膜是一种均质、嗜伊红膜样物，由纤维蛋白、渗出的其他血浆蛋白及坏死物质所组成。它衬覆于末梢呼吸道，包括肺泡、肺泡管和呼吸性细支气管等结构的内面。伴随着透明膜形成常伴有肺泡Ⅱ型上皮细胞反应性增生和肺泡隔间质性水肿、纤维母细胞增殖等改变。肺泡上皮的改变较为广泛，从胞质肿胀直至细胞坏死伴有质膜的破坏。在许多区域肺泡表面上皮缺如，而变为由坏死的肺泡上皮碎屑，纤维素条索及其他蛋白性物质构成的膜所衬覆。此膜通常紧贴于肺泡上皮下基膜，即光镜所见的透明膜。可见肺泡上皮有再生现象。再生的细胞具有肺泡Ⅱ型细胞的形态特点，Ⅱ型细胞是肺泡的储备细胞，其大量增生是一种修复代偿的表现。此外，在治疗期间，肺透明膜形成亦可见于当患者接受较长时间正压辅助呼吸并应用高浓度氧疗的患者。

（五）肺小血管血栓形成及相关病变

在烟雾吸入性损伤患者中，小动脉、小叶间静脉、支气管动脉及肺泡壁可见到血栓的形成。位于小动脉和小静脉者常为混合血栓；位于毛细血管者多系由血小板和纤维素构成的透明血栓。

部分合并严重烧伤病例可发生弥散性血管内凝血（DIC）。DIC 临床上表现为血红蛋白降低、血小板数减少、纤维蛋白降解产物（FDP）水平升高，并有出血征象。组织学上 DIC 患者的肺内有小血管微血栓（纤维蛋白性血栓）形成、巨内皮细胞（嗜苏木素小体）或巨核细胞的出现。巨内皮细胞常由裸核组成，它们通常位于肺泡壁毛细血管腔内，有时亦见于肺泡腔内。肺泡内出血亦是 DIC 综合征的一个组成部分。

（六）肺炎

烟雾吸入性损伤有极大继发细菌感染的风险，通常发生于伤后 2 ～ 3d。

1. **按发生方式分类**

（1）空气传播性肺炎：即支气管肺炎。病变呈斑片状分布，有时为融合性。病变多以细支气管或小支气管为中心，以炎性渗出物为主；肺泡腔内以中性粒细胞为主，周围肺组织充血明显，可有透明膜形成。

（2）血源性肺炎：一般病灶较小，多发生在肺膜下，散在分布并以出血性为主，也可为融合性。较大的单个病灶非常类似肺梗死灶。可见肺泡灶性坏死，病变早期肺泡内可相对缺乏渗出物。

2. **按病原分类**

（1）铜绿假单胞菌性肺炎：铜绿假单胞菌所致血源性肺炎的病灶常位于肺膜下，呈暗红色出血性、梗死样。镜下可见大片肺泡坏死和大量革兰阴性杆菌。细菌早期在肺泡壁毛细血管内繁殖。以后大量细菌出现于血管周围组织；继而波及细支气管周围结缔组织。急性出血和纤维蛋白沉积为肺部铜绿假单胞菌感染的明显特点。广泛的凝固型坏死与缺乏急性炎症细胞浸润使肺部病变进展快速的形态学表现。有时病灶中偶见大量中性多形核白细胞浸润，提示感染的侵袭性较弱。侵袭率的不同很可能与铜绿假单胞菌不同菌株的不同致病性及宿主对感染抵抗力强弱有关。

（2）葡萄球菌性肺炎：来自血源性，也可由空气传播而来。在早期，病变组织变实、暗红、水肿状、发亮。尔后，在大多数病例病灶呈灶性或多发性斑块状实变区，其中有的演变为脓肿。镜检可见炎症区域内充以大量多形核白细胞。脓肿由坏死组织和脓细胞构成，中央可见葡萄球菌菌落。病灶中可培养出凝固酶阳性的金黄色葡萄球菌。血源性葡萄球菌性肺炎在病灶中的肺小动脉和细动脉内可见葡萄球菌栓子，菌落多位于血管内，不显示血管周围分布。小血管常含由纤维蛋白和中性多形核白细胞构成的血栓，其中含细菌。

（3）真菌性肺炎：常为血源性。可见肺明显充血、水肿及散在出血坏死灶。肺膜表面散见米粒至黄豆大的灰白色绒毛状结节。肺内出血坏死灶及肺膜的绒毛状结节中，镜检可见组织坏死、出血、单核细胞浸润及真菌菌丝和（或）孢子。此外，肺病灶中小血管腔中充满真菌菌丝及单核细胞，并见菌丝穿过血管壁现象。

伤后 7d 或以上的患者肺内常见肺间质和肺泡隔因纤维化而增宽，纤维化有时累及肺泡腔，使之狭窄或闭塞，纤维化区常伴有淋巴细胞和单核细胞浸润，组织学上称之为间质纤维性肺泡炎。

第二节　病理生理改变

一、呼吸道损伤

（一）呼吸道直接损伤和炎性损伤

烟雾吸入导致的呼吸道直接损伤包括过度传热造成的热损伤和有毒有机物质的化学损伤。其中过度传热造成的热损伤少见，由于空气的比热很低，且上呼吸道具有相对较大的表面积、较高的层流，可用来传递热量平衡温度从而最小化热损伤。因此，呼吸道的大多数损伤可归因于烟雾存在的有毒有机物质的化学损伤，这些有毒有机物质主要存在于烟雾颗粒的表面，并根据其大小沉积在下呼吸道和薄壁组织中，继而对呼吸道造成化学性损伤。

烟雾吸入导致的呼吸道炎症是指有毒有机物质在呼吸道内产生炎症反应。有害烟雾成分刺激呼吸道内感觉神经元，导致神经肽释放。神经肽释放是呼吸道炎症反应的关键炎症因子。

（二）呼吸道血流动力学改变

烟雾吸入后会导致呼吸道血流量明显增加。一般来说，支气管循环是指动脉血向呼吸道和隆突远端的相关结构进行灌注，约 2/3 的静脉血再通过肺静脉返回心脏。支气管和肺循环之间的吻合支通常在血流循环中只占据很小的比例，但在烟雾吸入性损伤后，吻合支血流量明显增多。吸入烟雾后 3d，支气管循环（通常为心排血量的 1%）增加 10 倍至气管，15 倍至左主支气管，20 倍至右主支气管。同时，远端呼吸道的血流量也增加，右肺增加约 4 倍，左肺增加约 6 倍。

（1）呼吸道血流量增加的机制尚不明确，但大量实验研究表明，呼吸道血流量增加会导致呼吸道黏膜水肿、富含蛋白质液体的呼吸道渗出、肺血管流量增加及中性粒细胞和炎症介质的渗出。

（2）这些反应导致呼吸道腔变窄，呼吸道阻力增加，流向肺泡的气流受限，呼吸道内富含蛋白的液体渗出会导致凝块和铸型形成。

（3）支气管循环充血也将使肺实质炎症和损伤加重。清醒绵羊支气管血流的消融（结扎）减少了烟雾诱导的肺血管血流量。同时，暴露于丙烯醇吸入的犬支气管动脉的结扎也延迟了肺水肿并减轻了其程度。此外，支气管动脉闭塞动物的中性粒细胞数量和趋化因子水平（如白细胞介素 –8）显著低于支气管动脉未损伤对照组，这也表明烟雾吸入后呼吸道血流量增加将会加重炎症反应。

总之，烟雾吸入肺损伤使支气管循环血流量显著增多，不仅会导致呼吸道黏膜水肿等病理生理改变，还会将激活的炎症因子输送到肺，增加宿主的炎症反应，使炎症反应加剧，造成更严重的损伤。

（三）支气管痉挛

烟雾吸入性损伤可引起支气管痉挛，但其确切发病机制尚不清楚。呼吸道损伤后在黏膜下层产生的神经肽（内源性活性物质）可能是支气管收缩的关键原因，同时烟雾吸入后激发的炎症反应可能也是导致支气管痉挛的重要因素。在烟雾吸入后有毒有害物质的刺激下，呼吸道炎症因子（肿瘤坏死因子 $-\alpha$、白细胞介素等）分泌增多，引起呼吸道平滑肌痉挛，增加黏膜微血管通透性，呼吸道黏膜水肿和充血，黏液分泌亢进导致气流严重受阻，若分泌物持续增加，严重时将造成气道阻塞。有研究表明，在临床前模型中，肾上腺素能受体激动剂已被证明可降低烟雾诱导的呼吸道压力升高，并改善单独暴露于烟雾或合并热烧伤的绵羊的顺应性。雾化沙丁胺醇或肾上腺素均能降低呼吸道压力。这些结果都表明烟雾性损伤可引起呼吸道平滑肌痉挛，减少呼吸道腔横截面积，进而导致气流受限。

（四）气道阻塞

1. 大、小气道阻塞是烟雾吸入性损伤危及生命的重要病理生理变化。烟雾吸入导致的气道阻塞主要是由于呼吸道管型形成所致。阻塞性呼吸道管型由多种物质组成，包括脱落的炎症细胞、富含蛋白质的血浆渗出物、呼吸道上皮细胞和黏液。近端支气管近乎完全阻塞会影响单个肺段的通气，而部分阻塞则会降低通气流量，通气不足会导致通气血流不匹配进而导致缺氧。

2. 呼吸道管型的形成与呼吸道上皮脱落相关。在严重烟雾吸入性损伤模型中，暴露 24h 内支气管上皮细胞几乎完全脱落。呼吸道受损后，易导致呼吸道和呼吸系统感染。另一方面，由于呼吸道上皮脱落后纤毛功能受损，黏液清除减少，黏液向远端迁移到下呼吸道和实质，还会造成肺实质的损伤。

3. 呼吸道管型的成分还包括富含蛋白质的血浆。血浆中含有大量促凝因子，这些因子促进呼吸道中的纤维形成，凝固形成基质并使其难以去除。研究表明，部分抗凝剂可使气道阻塞的严重程度显著减轻。同时，支气管动脉结扎也显著减少了阻塞性管型的形成。有研究表明在烟雾吸入性损伤患者中常见 5cm 左右的呼吸道管型。在烧伤合并吸入性损伤儿童的肺组织中可见广泛的支气管阻塞。在烧伤和烟雾吸入性损伤的临床前模型中发现，支气管的平均横截面直径减少了约 29.3%，细支气管减少了 11.5%，呼吸性细支气管减少了 1.2%。支气管阻塞在 24h 达到峰值，而细支气管阻塞在随后的 48h 内变得更为严重。

4. 呼吸道管型的形成不仅可以使管腔变窄，还可导致多种病理生理损害。

管型可通过直接损伤、重力和纤毛清除功能不足等方式延伸到较小的呼吸道，导致肺泡通气不足或不通气。这些通气不足区域的血管无法正常收缩，导致通气 - 灌注不匹配。这种血流从通气区向非通气区的转移导致动脉血氧合不良，进而造成低氧血症、器官缺血缺氧。与此同时，未被阻塞的支气管分担了一部分通气压力。当给予容量控制的机械通气治疗时，这些未阻塞的支气管肺泡会过度通气，再次受损。同时，通气肺泡的过度扩张也诱导促炎趋化因子如 IL-8 的合成和分泌加速了组织的损伤。在烟雾吸入性损伤治疗中，解决阻塞性管型至关重要，去除阻塞呼吸道的管型可立即改善烟雾吸入性损伤患者的氧合和血流动力学，并且延缓肺不张和肺炎的发生。

二、肺实质损伤

（一）炎症损伤

烟雾吸入后造成肺实质损伤的机制有很多种，但最重要的依然是炎症反应所造成的损伤。烟雾吸入肺损伤区别于其他肺损伤的特点在于烟雾吸入成分的复杂性，包括 CO、HCN、NO 等有毒有害物质。这些有毒有害物质在肺实质诱导促炎细胞因子分泌增加（肿瘤坏死因子 -α、白细胞介素 8），使肺组织发生强烈的炎症反应，造成严重的肺实质损伤。普遍的肺损伤炎症反应包括多形核白细胞的活化、炎症介质的合成与释放等因素，但烟雾吸入肺损伤的病理生理中，NO 及核酶 PARP 的释放同样占据重要作用。

1. 多形核白细胞（PMN）　正常情况下，PMN 在肺内仅占 1.6%，PMN 包括中性粒细胞、嗜酸性粒细胞和嗜碱性粒细胞，其中中性粒细胞占比最高，对烟雾吸入肺损伤的发生和发展作用也最大。机体吸入烟雾后数小时内，肺泡巨噬细胞首先产生并释放白介素（IL）和肿瘤坏死因子（TNF-α），同时上调肺毛细血管内皮细胞和中性粒细胞表面黏附分子的表达，上述细胞因子可促进了 PMN 在肺内积聚和活化，PMN 释放蛋白酶、氧自由基、花生四烯酸（AA）等代谢产物对肺泡毛细血管膜造成损伤。此外，烟雾吸入后 PMN 还可以通过激活补体、凝血和纤溶系统，诱发其他炎症介质的释放，产生瀑布级联反应，形成恶性循环，进一步促进和加重肺损伤。

2. 巨噬细胞　巨噬细胞为多功能细胞，主要来自骨髓内多核细胞，在机体的防御中起重要作用。根据所在部位不同，巨噬细胞分为不同亚型，包括肺泡巨噬细胞、支气管巨噬细胞、肺间质和肺血管内巨噬细胞等。肺泡巨噬细胞主要分布在肺泡膜表面的一层衬液中，是体内唯一能与空气接触的细胞群，组成肺组织的第一道防线。巨噬细胞在烟雾吸入刺激后，迅速产生炎症介质如肿瘤坏死因子（TNF-α）、白细胞介素等细胞因子和白三烯等，同时在肺泡局部释放大量氧自由基、蛋白溶解酶，并且趋化 PMN 在肺内聚集，聚集的 PMN 又进一步促进炎症介质大量释放，导致肺泡 - 毛细血管损伤。因此，肺泡巨噬细胞可看作烟雾吸入后肺损伤的始动因素。另一方面，肺间质巨噬细胞与间质内其他细胞及细胞外基质密切接触，构成了肺组织防御的第二道防线，在受到烟雾刺激后有较强的调节功能，主要表现在抑制炎症及促进纤维化等方面。

3. 上皮细胞和内皮细胞　有害气体吸入后，烟雾等有毒有害颗粒首先损伤肺泡上皮细胞，而烟雾吸入性损伤造成的创伤或感染等产生的有害物质首先损伤肺毛细血管内皮细胞。这些有害物质刺激肺毛细血管内皮细胞释放大量氧自由基，并表达黏附分子。黏附分子又将诱导粒细胞和巨噬细胞黏附于血管内皮，从而加重内皮细胞损伤。由于肺毛细血管内皮细胞损伤，使肺微血管通透性增高，肺水肿风险增大。研究表明，肺毛细血管内皮细胞损伤 2h 后出现肺间质水肿，严重肺损伤 12 ～ 24h 后即可出现肺泡水肿。

4. NO　NO 在脓毒症和多发伤等急性呼吸窘迫综合征的发病机制中起着重要作用，主要体现在催化氧化应激反应及导致机体通气血流比例失调等方面。有研究报道，烟雾吸入肺损伤中 NO 水平上升。NO 的稳定代谢物和血浆氮氧化物（亚硝酸盐和硝酸盐）在机体内的浓度增加了 2 ～ 2.5 倍。

烧伤合并烟雾吸入性损伤后，内毒素和细菌会从肠道转移到体循环中。在肺内，大量的白细胞介素 -1 和内毒素都将激活核因子 NF-κB，从而诱导 iNOS 的合成。iNOS 催化 NO 的大量产生，并且在底物或辅因子作用下，也可以合成超氧化物（O_2^-）。肺中 NO 的形成还可促使代偿性缺氧性血管收缩，即将血流从未通气的肺泡转移，并灌注正在通气的肺泡。当发生缺氧性血管收缩时，肺的低通气或不通气区域会出现血管扩张，导致通气 / 灌注不匹配，进而导致氧合不良。在高浓度 NO 的环境下，NO 与 O_2^- 形成过氧亚硝酸盐（$ONOO^-$），可氧化（硝化）其他分子或衰变，并产生破坏性物质，如羟基自由基。此外，$ONOO^-$ 可能还会损伤肺泡毛细血管膜，进一步加重肺水肿。有研究显示，iNOS 抑制剂显著改善了肺状态（肺气体交换和肺血管通透性及组织学变化）。因此，NO 在烟雾吸入性肺损伤的病理生理过程具有重要意义。

5. 聚腺苷二磷酸核糖聚合酶（PARP）　有研究指出，氧化应激反应中，RNS 介导的损伤在核酶 PARP 的参与激活下变得更为严重。PARP 是一种染色质结合酶，在大多数细胞类型中表达，主要作用是参与 DNA 修复。烟雾吸入性肺损伤中，氧化反应介导的 DNA 单链断裂的过度激活导致了 ATP 和 NAD^+ 下降，从而使细胞功能障碍，最终导致坏死细胞凋亡。

PARP 也被证明参与了炎症过程的调节,在功能上与重要的转录因子相关,最显著的是 NF-κB。有研究报道,PARP-1 的抑制导致促炎细胞因子如肿瘤坏死因子 -α(TNF-α)和趋化因子如巨噬细胞炎性蛋白 -1(MIP-1)的减少,此外 PARP-1 的抑制导致小鼠肺组织中髓过氧化物酶(MPO)的活性被抑制。另一方面,抑制 PARP 可防止肺 ATP 水平的降低和减轻肺功能障碍。同时,PARP 激活将导致人肺上皮细胞能量耗竭和通透性增加。PARP 抑制也被证明可以减少肺部炎症的脓毒症和肺水肿形成。有研究显示,通过抑制 PARP,烟雾吸入肺损伤的 BALF 中 NO 的增加显著减少。PARP 促进转录因子 NF-κB 增高,肺内转录因子 NF-κB 激活又引起 iNOS 的上调,从而加速 NO 和核糖核酸的形成,如此循环往复,对肺组织产生了更为严重的损伤。

(二)渗出损伤

肺微血管内皮不仅可渗透水,还可渗透蛋白质。烟雾吸入性损伤后,肺微血管压力增加,肺微血管通透性增加,肺血管过滤系数(对小颗粒的通透性指数)增加,从而使血浆内蛋白质更易渗透至肺泡,乃至肺实质及肺间质中,导致肺实(间)质水肿伴有富含蛋白的渗出物。肺微内皮对炎症细胞如中性粒细胞也是可渗透的。研究表明,肺内中性粒细胞动力学检查发现循环中性粒细胞的激活增加,肺组织髓过氧化物酶激活,以及吸入烟雾后收集的肺淋巴样本中存在大量中性粒细胞。上皮完整性丧失和呼吸道中细胞功能受损,降低了气道清除功能,增加了呼吸道和肺部感染的风险。

综上所述,肺实质损伤涉及烟雾中有毒有害气体的损伤(NO 的大量生成)、巨噬细胞活化及中性粒细胞聚集等因素。一方面,烟雾吸入后,肺实质内经血管液体流量增加,但由于肺组织巨噬细胞活化,中性粒细胞聚集,导致炎症因子释放增多,破坏表面活性物质,血管缺氧性收缩,进而导致通气灌注不匹配,氧合受损;另一方面,大量 NO 形成,使血管扩张,导致血流流向通气不良的细支气管,并且转录因子 NF-κB 激活,促进了炎症因子的释放,加剧了炎症反应,继而使肺实质损伤更为严重。

三、肺泡表面活性物质损伤

肺泡表面活性物质是肺泡的重要组成部分,而表面活性物质异常是烟雾吸入肺损伤出现肺泡水肿及透明膜形成的主要因素之一。肺泡 II 型上皮细胞主要合成表面活性物质,其主要为脂质与蛋白复合物,能够降低肺泡气液界面的表面张力,防止肺泡萎陷,保持肺顺应性,防止肺微血管内液体渗入肺泡和肺泡间质,减少肺水肿发生。

四、细胞自噬

烟雾吸入后，在大量炎症因子及有毒有害物质刺激下，肺泡上皮细胞和肺微血管内皮细胞死亡。细胞死亡分为细胞坏死和程序性细胞死亡，细胞通过不同的方式主动地自我破坏，程序性细胞死亡是多细胞生物正常发育过程中的重要现象。程序性死亡包括细胞凋亡和自噬性细胞死亡。其中自噬是选择性地降解特定的细胞质、蛋白质和细菌，具有独特的调控通路，是细胞生物的一种基本特征。一般认为在病理生理状态下，自噬是一种细胞的保护性反应，同样，在烟雾吸入性肺损伤中，细胞自噬也起到了对肺组织的保护作用。

有研究表明，上皮细胞死亡在烟雾吸入性肺损伤中起重要作用，而其中最关键的组织因子是自噬标记物微管相关蛋白–1轻链–3b（light chain-3B,LC3B）。另外，烟雾中NO可上调肺泡细胞、支气管上皮细胞中LC3B表达，此时上皮细胞中自噬小体形成增多，参与吞噬细胞内的炎性物质，从而对肺上皮细胞产生保护作用。越来越多的证据表明，自噬的增加有助于改善烟雾吸入肺损伤的肺功能和肺组织病理学，有效降低烟雾吸入肺损伤的炎症反应。可见，自噬蛋白可被视为一个烟雾吸入肺损伤潜在的治疗靶点。

五、凝血障碍

烟雾吸入肺损伤中，凝血平衡紊乱是造成严重肺损伤及并发症的主要因素。早期研究认为，无论何种原因的肺损伤伴有局部凝血功能紊乱主要是TF-FVIIa途径启动。

烟雾吸入后BALF中FII、FV等凝血因子的消耗，FV为凝血酶原转化为凝血酶的重要物质，FII的降低提示FII向FIIa的转化增多，BALF中凝血酶与凝血酶原的复合物TAT-c检测发现显著升高，但BALF中ATIII的含量无显著变化，ATIII途径并没有有效抑制促凝过程，这表明烟雾吸入后短期内肺泡局部表现出来的凝血功能紊乱以促凝为主要特点。

但是目前对于烟雾吸入性肺损伤导致全身凝血功能改变缺乏系统研究。既往研究表明全身凝血功能紊乱是烧伤、创伤、重症感染常见的并发症，也是ARDS患者的重要病理过程，在烟雾吸入肺损伤过程中还可能存在"急性创伤凝血病"的凝血功能紊乱，机制是创伤引起的低灌注性休克导致大量凝血酶–血栓调节蛋白复合物引起的蛋白C的过度激活，APC又可以进一步抑制FVa和FVIIa，从而引发了一种抑凝状态，最终以出血作为主要临床表现，传统凝血指标表现为凝血酶原时间（PT）/国际标准化比值（INR）/活化部分凝血活酶时间（APTT）的延长，而 PLT 和 FIB 没有显著减少。相关研究报道，APTT 在烟雾吸入后 1h 显著升高，PT 和 INR 未见显著改变。烟雾吸入后急性期 1h 血小板一过性显著增高，其他时间点血小板无显著改变。这主要是由于烟雾吸入后急性期肺部严重水肿，大量体液集聚到肺泡中，导致外周循环的相对浓缩，表现为 1h 血小板呈升高趋势，待脱离烟雾环境后，机体的代偿及体液的补偿很快纠正了这一点。

　　PC 属于维生素 K 依赖性的酶原，可被凝血酶 – 血栓调节蛋白复合物在内皮细胞表面激活。研究显示，烟雾吸入后存在 PC 活性呈现立即降低的趋势，随着时间的推移持续存在，提示大部分蛋白 C 在烟雾吸入后被激活形成 APC，如果不能及时补充，到了后期可能无法有效抑制凝血酶原的活化，导致机体呈现促凝状态。FⅧ主要参与内源性凝血途径，是 FⅨa 的辅因子，在 Ca^{2+} 和磷脂的参与下，可以将 FX 转化为 FX a，这使得 FⅧ可以作为一种凝血激活的早期参与因子，并且直接影响 APTT。由于 APC 系统的激活，过量产生的 FV a 和 FⅧa 失活，从而无法将凝血酶原转化为凝血酶，因此促凝途径无法继续进行。上述几种物质的相互作用保证了烟雾吸入后机体的促凝 – 抗凝循环的平衡，但长期抗凝因子与促凝因子的持续消耗，使这种平衡变得非常脆弱，出血或血栓的风险大大增加。

　　实验观察，烟雾吸入后存在外周血中血栓调节蛋白（TM）逐步升高的情况，这也反映了血管内皮细胞的损伤情况，而烟雾吸入后肺泡灌洗液中 TM 水平逐渐降低，且与肺损伤评分呈显著负相关。究其原因，可能是烟雾吸入导致的肺损伤短期内会有大量水肿液集聚在肺泡中，此时内皮细胞损害导致的 TM 也会随之进入肺泡，但是被大量水肿液稀释降低了浓度，并且由于烟雾吸入 1h 内为内皮细胞损伤的初期，大量 TM 尚未经循环进入肺泡，当脱离损伤环境后，肺泡及上皮 – 内皮自我修复屏障的恢复使得脱落的 TM 逐渐减少。

　　因此，烟雾吸入肺损伤时，存在局部及全身促凝（抗凝）系统的激活，表现为多种促凝因子及抗凝因子的消耗，特别是血浆中 FV、蛋白 C 活性百分比（PC%）、TM 的水平，在烟雾吸入早期即出现显著改变，并持续存在。两个系统的相互拮抗导致全身凝血指标趋于稳定，但是由于凝血相关因子的激活和消耗，这种平衡状态是脆弱的，凝血平衡紊乱是客观存在的，特别是肺部促凝系统的激活及抗凝因子的消耗引起的纤维素形成和沉积是后期 ARDS 形成的重要病因。

六、ARDS

　　ARDS 是以低氧血症为特征的急性起病的呼吸衰竭。ARDS 在烧伤患者中经常发生，尤其是当与吸入性损伤相关时。烟雾中的化学物质导致呼吸道中 nNOS 活性增加，在脱氧核糖核酸损伤、PARP 激活、NF-κB 活化和 iNOS 上调等因素的影响下，氧化应激反应加剧。同时，巨噬细胞和中性粒细胞释放大量炎症介质及破坏肺微血管内皮细胞和肺泡上皮细胞，导致肺实质损伤。另一方面，烟雾吸入性损伤时呼吸道黏膜受损，屏障功能丧失，毒素吸收及肺毛细血管扩张，通透性增加，导致肺间质及肺泡弥漫性水肿，在这些因素的共同作用下，烟雾吸入肺损伤的严重程度进展，从而转变为 ARDS。

七、继发感染

在吸入性肺损伤继发损害的发病中，肺部感染占据较大比例。烟雾吸入后期阶段，气管黏膜细胞变性坏死，天然防御屏障失去作用，呼吸道排痰能力减弱，无法及时清除细菌和异物，导致肺部感染加重。重度吸入性损伤患者由于呼吸道功能下降，加之长期卧床，疼痛导致患者不愿意咳嗽、咳痰等原因，病原菌定植的风险大大增加，严重威胁患者的生命安全，极易诱发休克、ARDS、多器官功能衰竭等并发症，是造成死亡的主要因素之一。

肺部感染的病原菌以耐药菌为主，是院内肺部感染难治的主要原因。烟雾吸入早期，会导致呼吸道微生物菌群失调。有研究显示，在损伤后 72h，$PaO_2/FiO_2 < 300$ 的患者中，呼吸道定植菌增加（葡萄球菌属的丰度增加了84%）、低丰度菌富集（如黑素普氏杆菌），且与低氧血症的发生密切相关。一项针对吸入性损伤流行病学特征的临床研究发现，在纳入的 226 例患者中近 50% 患者存在吸入性损伤后的呼吸道感染。其中在革兰阴性菌感染中检出率居前三位的分别为鲍曼不动杆菌（14.8%）、铜绿假单胞菌（13.0%）和肺炎克雷伯菌（9.7%）。在革兰阳性菌感染中甲型溶血性链球菌（13.9%）和葡萄球菌（11.7%）检出率居于前二位。真菌感染中最常见的为念珠菌感染（8.6%）和曲霉菌感染（2.4%）。

由此可见，肺部感染是造成烟雾吸入肺损伤继发损伤的重要因素，且肺炎类型复杂多样，这提示除了继发感染时的对症治疗外，感染前的积极预防更为重要。

八、肺纤维化

烟雾吸入肺损伤发生后期，肺组织可发生纤维素沉积，在巨噬细胞、成纤维细胞及其分泌的多种促纤维化因子的共同作用下，肺组织发生了纤维化样改变。烟雾吸入发生后，中性粒细胞激活并释放大量炎症细胞及炎症因子，引起各种炎症细胞聚集在肺泡，导致一系列免疫性炎症反应，炎症细胞又释放有毒性的氧化物、细胞黏附因子、蛋白酶类及细胞毒等，逐渐加重肺损伤，同时复杂的修复和纤维化过程也在启动。在肺泡巨噬细胞等细胞释放生成因子的作用下，合成 I 型胶原的成纤维细胞异常增殖和活化，并不断变化，随病程进展而持续。烟雾吸入早期Ⅲ型胶原含量增加，此后 I 型胶原含量增高，使Ⅲ型 / I 型比值逐渐降低，胶原代谢失常。沉积的大量 I 型胶原使肺纤维化逐渐加重，平滑肌细胞也增殖，肺内血管被累及。正常的肺泡毁损，大片瘢痕组织形成，最终形成蜂窝肺（图 5-1）。

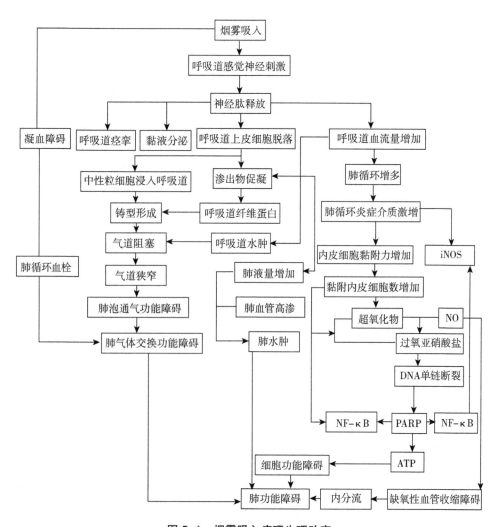

图 5-1　烟雾吸入病理生理改变

第三节　烟雾吸入性损伤动物实验性肺损伤变化

目前缺乏人体解剖学资料，烟雾吸入肺损伤的病理以实验动物为主。烟雾吸入肺损伤的病理变化基本可分为3个阶段，即渗出期、增生期和纤维化期，这三个阶段互相关联并部分重叠（表5-1）。

表5-1　烟雾吸入肺损伤的三个病理阶段

组织学	渗出期	增殖期	纤维化期
大体观	动物实验结果显示：大鼠吸入烟雾后，肺组织充血水肿，轻度肿胀，重量增加，整体观呈暗红色，可有散在出血点或出血斑，在烟雾吸入2h后最为明显。烟雾吸入12h后，气管内有白色泡沫状液体渗出，肺部出血点伴随SI-ARDS的全过程		
光镜观	可见气管内血管充血，中性粒细胞浸润，纤维蛋白原大量渗出。肺间质内毛细血管扩张，可有点状出血和灶状坏死。同时可见气管支气管区域上皮细胞大量脱落	可见肺毛细血管内微血栓形成，间质间隙、细支气管和肺泡内充满含纤维蛋白原的液体，肺泡内表面可见薄层透明膜，有时可见灶性肺不张	可见支气管黏膜面由渗出的纤维素、中性粒细胞和坏死黏膜组织形成的灰白色膜状物(假膜)，可导致呼吸道完全或部分阻塞。同时可能出现病原微生物导致的炎症
电镜观	SI-ARDS大鼠肺泡上皮细胞微绒毛脱落，上皮细胞坏死、脱落。血管皱曲，红细胞淤滞，黏附于血管内壁。Ⅰ型肺泡上皮细胞核周池扩张，核染色质电子密度减低，粗面内质网池扩张，伴有脱颗粒。Ⅱ型肺泡上皮细胞结构松散，细胞表面有少量微绒毛或无微绒毛，有的可见微绒毛的脱落，胞质内板层小体结构较少，线粒体基质模糊、深、嵴不清楚，少数线粒体有空泡变，粗面内质网扩张，所含表面活性物质大部分排出		

一、病理分期

（一）渗出期

烟雾吸入后24～96h，Ⅰ型肺泡上皮细胞和毛细血管内皮细胞受损。在烟雾吸入后，肺泡内巨噬细胞和中性粒细胞活化、聚集，释放大量炎症介质，破坏肺泡上皮细胞、毛细血管内皮细胞，造成弥漫性肺泡损害；富含蛋白质的水肿液及炎症细胞渗出至肺泡腔和肺间质，促使肺水肿的发生与发展。此外，炎症细胞释放的TNF-α等炎症因子诱导促凝途径中的组织因子（tissue factor,TF）大量表达，促进了血小板的激活，造成微循环中微血栓的形成，使肺泡管和腔内出现以纤维蛋白为主的透明膜。最终，上述病理和肺形态改变可引起肺顺应性降低，肺内分流增加，造成顽固性低氧血症和呼吸窘迫。若肺泡上皮细胞和毛细血管内皮细胞持续损伤，将会发展为黏膜脱落和肺内出血，使机体易在 72h 后继发细菌感染和（或）并发肺炎。

（二）增殖期

此阶段肺泡细胞在由Ⅱ型肺泡上皮向Ⅰ型肺泡上皮的转化过程中存在一定程度的障碍。由于基底膜的严重破坏，导致肺修复过程失衡。同时，成纤维细胞及巨噬细胞过度激活，促纤维化因子大量分泌，损伤的肺组织出现纤维化。值得关注的是，在渗出期毛细血管内皮细胞损伤的基础上，由于肺毛细血管广泛收缩，$ONOO^-$ 导致促炎细胞因子的产生增加，使肺部炎症由巨噬细胞介导向中性粒细胞介导转换，可能会导致患者后期免疫失衡，感染风险增大。

（三）纤维化期

肺组织纤维增生在发病后 36h 出现，并且 7～10d 后增生明显，若病变迁延不愈时间大于 3～4 周，肺泡间隔内纤维组织就会增生，致使肺泡间隔增厚，Ⅲ型弹性纤维被Ⅰ型僵硬的胶原纤维替代。在损伤的最后阶段，由于纤维素沉积，巨噬细胞、成纤维细胞及其分泌的多种促纤维化因子的共同作用，早期的肺泡炎性渗出水肿转化为肺间质纤维化样改变。上述病理改变将导致患者肺顺应性降低和无效腔增加，严重时易并发气胸。同时，若肺微血管内膜发生纤维化，则易导致进行性肺血管闭塞和肺动脉高压，使病死率及致残率增高，烟雾吸入肺损伤患者有较大概率死于难以纠正的呼吸衰竭。

二、病理观察

动物实验大体观结果显示：大鼠吸入烟雾后，肺组织充血水肿，轻度肿胀，重量增加，整体观呈暗红色，可有散在出血点或出血斑，在烟雾吸入后 2h 最明显。烟雾吸入后 12h 后，气管内有白色泡沫状液体渗出，肺部出血点伴随烟雾吸入肺损伤的全过程（图 5-2）。

（一）光镜下

光镜下病变范围可分为气管至叶支气管病变与肺部病变两部分。在气管至支气管范围表现为：致伤后 2h，气管黏膜上皮显出现不同程度的坏死，但基底细胞尚存；固有膜及黏膜下层呈充血、水肿及中性粒细胞浸润。伤后 6h，病变逐渐加重且频数增加。伤后 24h，病变更为显著。气管管壁坏死深达黏膜层。偶见新生的上皮覆盖溃疡面，并显示与腺体导管上皮有移行过程。

肺部病变表现如下。

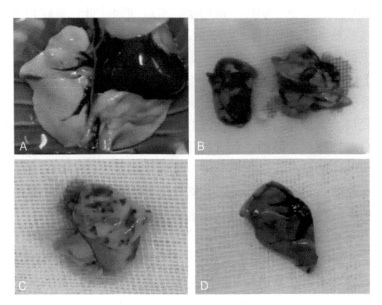

图 5-2　肺组织大体观

A. 对照组；B.2h 组；C.12h 组；D.72h 组

1. 肺内支气管黏膜状细胞的改变　伤后 2h，杯状细胞明显增多，AB/PAD 染色显示以含 PAS 阳性黏液的杯状细胞为主。伤后 6h，杯状细胞增多更显著，含有 AB 阳性及 AB-PAS 阳性黏液物质的杯状细胞较前增多。

2. 肺内支气管和血管周围病变　伤后 2h，偶见支气管和血管周围水肿和出血。伤后 6h，小支气管、伴行肺动脉支或小叶间静脉见"水肿套"。伤后 24h，在各种袖套状病变中，以出血和（或）炎症细胞浸润尤为突出；而水肿套中富含均质红染的蛋白性物质。

3. 支气管炎和支气管肺炎　伤后 2h 即可出现。至伤后 24h，小支气管和细支气管腔内常见黏液性栓。常有假膜形成，假膜脱落入管腔，呈套管状结构。

4. 肺泡内水肿　伤后 6h，始见肺泡内水肿，或位于肺膜下呈带状分布，或呈灶性或片状散布于肺组织各处。伤后 24h，肺泡内水肿更为明显。

5. 肺泡　伤后 2h，可见肺泡孔增多，肺泡腔内有较多渗出物，肺泡上皮细胞肿胀（图 5-3）。

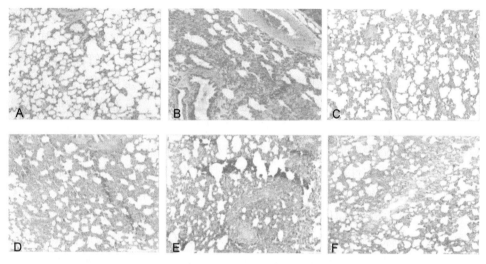

图 5-3 SI-ARDS 大鼠肺组织光镜下表现

A. 对照组；B. 2h 组；C. 6h 组；D. 12h 组；E. 24h 组；F. 72h 组

（二）电镜下

电镜下视病变范围同样可分为气管至叶支气管病变与肺部病变。气管至叶支气管病变表现为伤后 2h，黏膜纤毛柱状上皮细胞的纤毛出现肿胀、末梢膨大、黏附团块等现象。表面有成簇的脱落纤毛、红细胞、中性粒细胞，少见杯状细胞。伤后 6h，纤毛裸露大量肿胀、坏死或破碎的杯状细胞；严重者上皮脱落，显露出凹凸不平的黏膜下组织，其间浸润着大量中性粒细胞。至 24h，叶支气管黏膜上皮脱落后，黏膜下组织表面难以辨认，可见大量中性粒细胞和红细胞。肺部病变表现如下。

1. **细支气管** 在吸入性肺损伤动物中，可见纤毛倒伏脱落，Clara 细胞肿胀，表面微绒毛消失。伤后 2h，其纤毛肿胀、折断、相互黏附，杯状细胞肿胀。至 24h，杯状细胞胞体异常肿大，残留的纤毛粗而短且折断，呼吸性细支气管上皮层几乎为杯状细胞所覆盖。伤后 6h 细支气管腔可被坏死脱落的上皮碎片和渗出物阻塞。

2. **肺泡** 伤后 2h，肺泡间隔增厚、间质水肿，表现为细胞间隙疏松，基质电子密度降低。间质细胞核周隙扩大，内质网池扩张。毛细血管腔内有中性粒细胞和血小板聚集。可见内皮细胞微吞饮泡增多，胞质肿胀甚至形成大泡，细胞间连接两唇片分离。肺泡 I 型上皮细胞核周隙轻度扩大，偶见核旁空泡；有的细胞质轻度肿胀、表面有微绒毛形成。肺泡 II 型上皮细胞常见核周隙扩大，内质网扩张；板层体有排空现象；细胞表面微绒毛变短、减少，偶见细胞表面有泡状突起。肺泡上皮细胞间连接无明显变化。肺泡隔薄部厚度增加。肺泡腔内偶见电子密度均匀的渗出液、红细胞、上皮细胞碎屑、小管样髓样结构。伤后6h上述病变加重。毛细血管内皮细胞间连接分离，形成裂隙。肺泡Ⅱ型上皮细胞排空活跃；肺泡Ⅰ型上皮细胞肿胀更为明显，空泡变形增加，有时见其完整性破坏。肺泡隔薄部增厚显著，尤以上皮层为甚，基膜也显著增厚。肺泡腔内表面活性物质以小管性髓样结构和通常的髓样结构形式存在。伤后24h，常见肺间质中性粒细胞浸润。毛细血管内皮细胞肿胀、胞质突起、表面有微绒毛形成。肺泡Ⅰ型上皮细胞肿胀，空泡变，甚至坏死。肺泡Ⅱ型上皮细胞内质网池扩张、板层体空泡变或有排空现象，改变弥漫时致胞质呈筛孔状。有的实验动物标本中见Ⅱ型上皮细胞显示增生，有开始修复或取代坏死的Ⅰ型上皮细胞的现象。由于肺泡隔基底膜增厚显著，Ⅰ型上皮细胞高度肿胀，因而肺泡隔薄部增厚更为显著。

第六章　烟雾吸入肺损伤临床表现与伤情评估

烟雾吸入肺损伤表现多变，轻度吸入肺损伤可无明显症状和体征，而严重的吸入肺损伤可迅速并发 ARDS，部分患者甚至可出现体表损伤轻而内脏损伤重的表现，因此早期诊断并予以适当治疗具有重要意义。

在临床工作中，患者具有以下情况时应考虑存在吸入肺损伤，需进一步检查明确诊断：①在密闭空间内发生的烧伤，或是挥发性可燃物引起的烧伤。由于此环境内及条件下，毒性气体及有毒颗粒在密闭空间内浓度升高，甚至可燃物挥发后在空气中燃烧，患者可将这些高温气体及有毒颗粒吸入肺内引起肺损伤，特别是出现意识障碍、昏迷，而未能迅速离开现场的患者。②面、颈和前胸部烧伤，特别口鼻周围深度烧伤，出现鼻毛烧焦，口唇肿胀，口咽部黏膜发白、红肿或形成水疱等症状的患者。③出现刺激性咳嗽，咳痰，痰中混有碳屑、声嘶或吞咽困难，听诊肺部可闻及哮鸣音者。烟雾吸入致伤的情况较复杂且多变，不同患者是否发生肺损伤，或肺损伤的程度往往不同，因此患者入院时，如怀疑存在吸入性肺损伤，应反复检查，进行动态监测，全方位分析。完整的烟雾吸入肺损伤的诊断，除应肯定其存在损伤外，还应了解局部损伤及呼吸功能障碍的程度，以及了解烟雾吸入肺损伤的致伤因素，推测或检测致伤烟雾中所含的毒性物质。

第一节　肺损伤的部位和临床症状

烟雾吸入致肺损伤的临床表现因损伤部位不同而不同，主要包括上呼吸道损伤、下呼吸道损伤、肺实质损伤及全身性中毒表现，另外烟雾吸入致肺损伤易发生感染，并且多伴有不同程度的烧伤问题。烟雾吸入致肺损伤的临床表现与受损伤的程度及造成损伤的原因、环境温度、有毒气体情况及个体对损伤的反应等有关，其临床表现往往因损伤程度不同而出现很大差异。

上呼吸道损伤包括鼻腔、咽部和喉部损伤，常由直接热损伤和化学刺激引起，导致呼吸道黏膜充血水肿、糜烂甚至坏死。临床上常表现为咽痛、声嘶、刺激性咳嗽、喘鸣、气促、呼吸困难等症状，患者早期咳痰中可含碳粒，随着病情进展痰中可有脱落的气管黏膜，肺部听诊可闻及干、湿啰音和哮鸣音，检查时可见烧焦的受累鼻毛，鼻腔、咽部和喉部有黏膜充血、水肿和出血的表现，有时可见黏膜上皮坏死、糜烂，损伤严重的患者鼻前庭黏膜广泛坏死，偶可见焦痂、假膜形成。上呼吸道损伤时应特别关注喉头水肿，严重喉头水肿可以阻塞声门导致患者窒息甚至死亡。其起病急骤，病情危急，是需要紧急处理的急症。研究发现因吸入性损伤住院的患者中有 1/5～1/3 会发生急性上呼吸道阻塞，因此早期识别上呼吸道阻塞的征兆具有重要意义。研究发现上呼吸道损伤早期常见声嘶和喘鸣症状，部分患者可见鼻翼翕动、肋间隙凹陷的症状。当患者出现声嘶时表明喉部受损，而当患者呼吸道发生痉挛、水肿时，会导致呼吸道变窄，呼吸的气流由正常层流变成漩流，则会出现类似高调鸡鸣声的喘鸣症状。喘鸣多以吸气相为主，特别是当呼吸道内径＜5mm时，喘鸣在颈部较肺部表现更明显，喘鸣在用力吸气时加重。有研究指出喘鸣的形式可以反映阻塞的部位，吸气性喘鸣多提示声带或声带以上的气道阻塞，而双相性喘鸣则提示阻塞在声门下或气管内。另外，大面积烧伤患者往往需要快速补液，而快速补液可使渗出增加从而加重呼吸道梗阻。

下呼吸道包括气管、主支气管、叶段支气管，直至终末细支气管。烟雾吸入可导致下呼吸道黏膜上皮变性水肿，杯状细胞增多且分泌功能亢进，部分黏膜可发生局限性坏死并形成溃疡，损伤严重的患者其黏膜可发生凝固性坏死，剥落后与纤维素、炎症细胞形成气道铸型，从而阻塞小呼吸道及肺泡，导致通气/灌注不匹配及肺内分流，使肺功能下降，氧合指数降低。下呼吸道受累时常见的症状是刺激性咳嗽，常呈"铜锣声"，并有疼痛感，咳嗽早期当支气管出现炎症水肿时可表现为干咳，随着疾病的进展和呼吸道杯状细胞分泌物的增多，可出现咳痰。当分泌物等凝固形成管型时可导致呼吸道梗阻，可出现严重呼吸困难甚至呼吸衰竭的表现，如心率加快、口唇发绀、血性泡沫痰、躁动甚至昏迷。烟雾吸入会导致部分患者出现广泛支气管痉挛的症状，从而导致下呼吸道梗阻，出现呼气性呼吸困难的症状，肺部听诊可闻及哮鸣音。

肺实质损伤包括从呼吸性细支气管至肺泡的损伤，吸入致伤因素引起肺泡-毛细血管膜的损伤，导致肺泡-毛细血管膜通透性增强，引起肺水肿，严重者可导致肺透明膜形成，最终导致急性呼吸窘迫综合征。肺水肿是烟雾吸入致肺实质损伤的突出表现，肺水肿的早期表现是非特异性的，患者在伤后出现咳嗽、咳血性泡沫痰，以及进行性呼吸困难的临床表现，如呼吸浅快、明显缺氧、发绀，并出现心率增快、血压降低、四肢厥冷甚至意识障碍的全身表现，气管切开后仍不能缓解，部分患者可因内膜坏死脱落而形成肺不张，从而出现膈肌上抬、纵隔移位、叩诊浊音、语音震颤和呼吸音减弱或消失等肺不张典型体征。吸入性损伤患者肺水肿、肺不张、肺表面活性物质失活等可导致通气/血流比例失衡，最终导致难以纠正的低氧血症和 ARDS。

柏林标准同样适用于烟雾吸入致 ARDS 的诊断，该标准是基于当前的流行病学证据、生理学情况及相关临床研究的结果而制定的，从起病时间、氧合指数、肺水肿来源及影像学 4 个方面对 ARDS 进行了界定。①已知的临床损害或 1 周内出现新发及加重的呼吸症状（如气促、呼吸窘迫等）；②胸部 X 线或 CT 扫描显示双肺斑片状模糊影，且该现象不能完全用胸腔积液、肺不张或肺结节解释；③患者出现呼吸衰竭，但无法完全用心力衰竭或体液超负荷来解释，如果没有临床危险因素，则需要客观评估（如超声心动图）以排除心源性肺水肿；④低氧血症，根据氧合指数对 ARDS 严重程度进行分级，分别为轻度、中度、重度 3 级。氧合指数中 PaO_2 的监测是在机械通气参数 PEEP 或 CPAP $\geqslant 5cmH_2O$ 的条件下测得的，其中包括轻度（$200mmHg < PaO_2/FiO_2 \leqslant 300mmHg$），中度（$100mmHg < PaO_2/FiO_2 \leqslant 200mmHg$）和重度（$PaO_2/FIO_2 \leqslant 100mmHg$）。烟雾吸入致 ARDS 多数在烟雾吸入损伤后 72h 内发生，几乎不会超过 7d，最早出现呼吸增快、进行性呼吸困难、烦躁、口唇和指端发绀等症状，在起病前 2d 可出现呼吸频数，呼吸频率 > 20 次/分，并进行性加快，可达 30 ～ 50 次/分。随着呼吸频率增快，呼吸困难也逐渐明显，危重者呼吸频率可达 60 次/分以上，患者呼吸加快，费力，憋气严重，表现为呼吸窘迫状态。缺氧症状不能用鼻导管或面罩吸氧等常规的氧疗法改善。除呼吸频数外，早期体征可表现为双肺闻及少量细湿啰音或无其他异常，随着病情发展会出现唇及指甲发绀。全身性中毒是指患者因缺氧、吸入有毒气体（如 CO、氰化物等）而引起的全身症状，有毒气体被吸入呼吸道后可引起组织细胞损伤，使组织明显缺氧，代谢紊乱，造成代谢性酸中毒和病死率增加。CO 中毒是最常见的全身中毒症状，为患者吸入过多含碳物质不全燃烧时所产生的 CO 所致，CO 极易与血红蛋白结合，其亲和力是氧与血红蛋白亲和力的 200 ～ 300 倍，两者结合形成碳氧血红蛋白，使血红蛋白的携氧能力和作用丧失。CO 中毒造成的损伤程度取决于暴露浓度、暴露持续时间和个体的基本情况，CO 中毒的临床症状是非特异性的，轻者表现为心动过速，短暂晕厥，重者呈深昏迷，甚至死亡。随着 CO 中毒时间的推进，中毒表现也不尽相同，初期表现为头痛头晕、心悸气短、乏力、视物不清、意识模糊及消化道等症状。中期除上述临床表现外，还表现为面部潮红、出汗、心跳加快、意识障碍加重等症状。中毒后期患者意识完全消失、深昏迷，临床表现为瞳孔缩小、对光反射迟钝、肌张力增强、腹壁反射及提睾反射消失、腱反射迟钝、大小便失禁等症状。若中毒继续加深则出现高热、心率变慢、血压下降，面色苍白、四肢厥冷等症状。患者可因缺氧及心脏负荷增加导致心绞痛和心律失常，部分患者因脑血管扩张和细胞缺氧而导致脑水肿，从而出现晕厥和惊厥等症状，因此，患者可出现心脑血管疾病症状，或原心脑血管疾病加重恶化。另外，重度 CO 中毒患者需警惕中毒后导致的迟发性脑病，该病表现为急性中毒治疗后出现数天到数周的"假愈期"，而后突然出现以痴呆、精神症状和锥体外系症状为主的脑功能障碍，这是急性 CO 中毒的一种最严重的并发症，一般在急性中毒后的 2 个月内发生。需要注意的是，患者出现樱桃红色嘴唇、发绀和视网膜出血这类典型表现在临床上很罕见，可疑 CO 中毒的患者应立即检测血中碳氧血红蛋白浓度。

部分物质燃烧可产生氰化物，氰化物中毒主要损伤中枢神经系统，呼吸系统和心血管系统等多系统常同时受累。意识丧失、代谢性酸中毒和心肺功能不全是氰化物中毒三大常见临床表现。患者在早期会出现上呼吸道刺激症状等局部表现，以及头晕、头痛、胸闷、气短、心悸等不适，随着病情进展可发展为呼吸困难，皮肤黏膜呈樱桃红色，若氰化物中毒严重，可出现意识障碍、阵发性和强直性痉挛，反射消失，呼吸浅且不规则，患者很快因呼吸先于心搏停止而死亡。氰化物中毒的症状与其质量浓度、患者暴露在氰化物中的时间有直接关系，当患者接触低质量浓度（< 40mg/m³）HCN 几小时后出现轻微症状；接触 150mg/m³ 氰化物气体可引起头痛头晕、呼吸心率加快等症状；接触高浓度（> 300mg/m³）氰化物气体可导致心悸、暂时性高血压、烦躁、嗜睡、癫痫发作和呼吸急促、呼吸困难甚至呼吸衰竭、猝死，2 ~ 3min 可死亡。

肺部感染是吸入性损伤后期常见的并发症，发生在肺损伤 2 ~ 14 d 后，由于组织细胞损伤、呼吸道黏膜破坏、烟雾颗粒黏附在黏膜表面等原因，导致肺防御功能下降，细菌可通过呼吸道、血源等途径使患者并发继发性感染，同时肺泡水肿和肺不张区域有利于细菌繁殖，因此吸入性损伤的患者极易并发肺部感染，其感染的严重程度随感染时间的延长而愈加严重，研究发现几乎所有重度吸入性损伤患者均于伤后 48h 并发支气管肺炎。肺炎是导致呼吸衰竭及急性肺损伤的重要危险因素之一，患者肺部损伤后并发肺炎可导致死亡率增加 60%，其中，儿童和老年人由于生理储备有限，在发生吸入性损伤后更容易并发肺炎。

烟雾吸入致肺损伤的患者往往伴有不同程度的烧伤，烧伤会破坏皮肤对细菌的屏障作用，导致患者免疫功能降低。患者皮肤创面很容易出现化脓性感染，严重者可发展为脓毒血症、脓毒性休克，严重时可导致患者死亡。

第二节　肺损伤的检查与评估

有烧伤或烟雾暴露，特别是在密闭空间内的烧伤、吸入了挥发性可燃物和大声呼喊的患者更容易发生烟雾吸入伤。在临床工作中，有头面部特别是口鼻周围烧伤、口鼻处烟灰炭末、鼻毛烧焦、呼吸道烟尘、含炭痰液、声音嘶哑、刺激性咳嗽、喘息和呼吸困难等症状的患者应特别关注烟雾吸入致肺损伤的情况。烟雾吸入致肺损伤常合并存在上、下呼吸道、肺实质损伤及有毒气体造成的全身影响。无论临床症状和体征是否典型，都应进一步行肺部影像学及纤维支气管镜检查，并对可疑患者进行吸入性损伤的预防和治疗，特别是老年人、小儿和长时间烟雾暴露者。

一、纤维支气管镜

纤维支气管镜检查可"直视"呼吸道损伤，即直接看到呼吸道黏膜充血水肿、渗出、水疱形成、黏膜坏死脱落、溃疡等黏膜下组织病变，也可见到气道管腔内大量分泌物及炭粒，能够较客观、准确地判断吸入性损伤的程度，是吸入性损伤现病史和分级最重要的检查方法。行纤维支气管镜检查，首先要仔细检查会厌上部，了解声门通畅情况。对疑似有上呼吸道梗阻的患者，应反复检查喉水肿并做出判断。轻度损害时，呼吸道多通畅，黏膜轻度充血、水肿，真声带清晰可见；严重梗阻时，黏膜肿胀显著，气道阻塞甚至闭锁，假声带突出使真声带不明显，犁状突消失，会厌水肿明显，杓状软骨会厌皱襞黏膜或楔状和小角状软骨黏膜肿胀严重，并可见鲜红和损伤的黏膜。吸入性损伤的镜下表现常包括充血、水肿、炭末和黏膜脱落等现象。这一技术的广泛应用，使诊断率比基于传统临床症状和体征的诊断率增加了约2倍。支气管镜检查未见阳性结果时不能排除实质损害的可能性。研究显示纤维支气管镜对声门上或气管吸入性损伤诊断的准确度为86%，且无假阳性率。支气管镜分级已被证明与随后的临床病程有相关性，纤维支气管镜检查不仅有助于准确诊断吸入性损伤，而且能够进行连续观察，对了解病情、判断预后也是有益的。基于纤维支气管镜检查结果的吸入性损伤简要损伤定级（abbreviated injury score, AIS）可评估损伤程度并判断预后，研究发现高分级（3、4级）吸入性损伤更易导致 ARDS，这与机械通气时间、氧合水平和治疗结局等相关。但也有研究指出 AIS 的四层分级与 ARDS 的发生率和死亡率没有显著性差异，这需要进一步的研究来明确（表 6-1）。

表 6-1 基于纤维支气管镜的吸入性损伤 AIS 分级

分级	定义	表现
0	无损伤	无炭末、红斑、水肿、支气管黏液溢、气管阻塞
1	轻度损伤	小面积斑片状或炭末红斑，无支气管黏液溢、气管阻塞
2	中度损伤	中度红斑、炭末、水肿，支气管黏液溢、气管阻塞
3	重度损伤	严重的炎症反应，黏膜脆弱破溃，大范围炭末、支气管黏液溢、气管阻塞
4	巨大损伤	明显的黏膜脱落和坏死、支气管闭塞

二、影像学

（1）胸部 X 线检查是常用的检查方法，中、重度烟雾吸入性损伤常有气管痉挛和黏膜肿胀的表现，可使管腔狭窄，气管周围软组织充血、水肿、出血等，X 线上可见气管、支气管周围软组织出现明显肿胀的套状阴影，往往可将正常情况下不显露的较小支气管的透明区显露出来。重度吸入性损伤的早期 X 线检查可见肺水肿阴影。

（2）若发展为 ARDS，X 线检查呈实变阴影，且常在临床症状出现 4～24h 后。用大量液体复苏纠正休克会导致肺水肿加重，同时 X 线检查示斑片状阴影增加；胸部 X 线检查方便，但诊断的敏感性和特异性不高，且胸部 X 线片多采用主观评价而无量化方法。

（3）胸部 CT 在反映肺部病变区域大小方面更为准确，通过判定肺顺应性病变和气体交换的严重程度，可作为支气管镜检查判断病变严重程度的重要补充，是临床诊断吸入性损伤及评估病情的重要措施，因为纤维支气管镜检查虽然可直视检查近端的呼吸道，但对小呼吸道及肺实质则无法显示。胸部 CT 的表现随着病情及病程的变化而各有不同，轻度患者可表现为双肺纹理增多增粗，重度者可出现肺水肿、肺不张和胸腔积液等征象。现常用的是放射科医师评分（radiologists score, RADS），RADS 评分是将 1cm 层厚的胸部 CT 分为 4 个象限，将各象限最高评分相加即为本层面评分，所有层面相加后除以层面数计算出 RADS 得分（正常 0 分、间质改变 1 分、磨玻璃样改变 2 分、不张 3 分）。研究发现吸入性损伤组 RADS 中位数为 7.1（4.4，9.7），无吸入性损伤组 RADS 中位数为 3.0（0.2，7.2），并发现 RADS 评分＞8 分可提高吸入性损伤的诊断水平，是严重患者纤维支气管镜检查的重要补充。也有研究报道支气管镜检查与胸部 CT 联合使用可提高预后的预测价值，入院时胸部 CT 与支气管镜检查联合使用对肺炎、ARDS 和死亡的预测 OR 值为 12.7，远大于单用支气管镜检查时 OR 的预测值 8.3。

氙气（^{133}Xe）CT 扫描是一种安全、快速诊断肺泡损伤的检测方法，且仅需要较低的患者配合度，它是静脉注射放射性氙气后进行连续的胸部闪烁摄影。^{133}Xe 可以显示肺泡气体减少的区域，并识别由水肿或纤维蛋白铸型引起的小呼吸道阻塞的部位。但是约 80% 的异常影像在伤后第 4 天即恢复正常，因此 ^{133}Xe 肺扫描宜早进行，超过伤后 3d 则无意义。但多种伤前的肺部疾病，如病毒性肺炎、哮喘、慢性阻塞性肺疾病等均可使结果出现假阳性，相反，如果患者存在通气过度现象时则会使结果出现假阴性。这限制了 ^{133}Xe 的应用场景，并且 ^{133}Xe 检查不能在床旁进行，实际应用时操作困难较大。

三、动脉血气分析

动脉血气分析是临床评价肺气体交换的主要手段，其结果不适宜作为吸入性损伤的临床诊断依据，但血气分析作为辅助性手段，可通过氧合指数的情况作为 ARDS 的诊断和分级参考依据，而且其碳氧血红蛋白、高铁血红蛋白、乳酸、血氧饱和度等指标对损伤和 CO 中毒的诊断及病情评估都有重要的参考价值。肺氧合功能可通过动脉血气分析和吸入氧浓度计算，如氧合指数、肺内分流等指标，对 ARDS 诊断、严重程度分级和疗效评价等均有重要意义。急性呼吸衰竭早期可表现为不同程度的低氧血症、肺泡 – 动脉氧分压差升高和呼吸性碱中毒。由于肺内分流增加，使得低氧血症进行性加重且常规氧疗难以纠正。另外，动脉血气分析中碳氧血红蛋白可以反映 CO 中毒情况，研究发现烟雾吸入 2h 后碳氧血红蛋白浓度达到最高峰，48h 后恢复正常，碳氧血红蛋白浓度不同的患者临床表现不同，研究表明碳氧血红蛋白浓度在 10%～20% 者可表现出头痛和恶心，20%～30% 者可出现肌肉无力和认知障碍，30%～50% 者可出现心肌缺血和昏迷，更高的浓度往往导致死亡。但碳氧血红蛋白浓度测定存在明显局限性，即吸氧后会被很快清除，这限制了 CO 测定的临床应用。

四、超声

超声是临床常用的检查手段，具有无创、可重复、可床旁检查的优点，超声不仅对血气胸、肺水肿、肺栓塞等肺部疾病具有诊断价值，还能为休克、心脏、血管等疾病的诊断提供依据，同时具有无创、可反复检查等优点，特别是床旁超声是诊断和评估吸入性损伤的潜在重要辅助手段，但出现全身烧伤的情况常限制了超声在吸入性损伤诊断中的应用。心脏超声有助于了解心脏情况并指导治疗，若有条件，在诊断 ARDS 时应常规进行心脏超声检查。肺动脉楔压（PAWP）是反映左心房压较为可靠的指标，通过置入 Swan-Ganz 导管进行测定，正常情况下 PAWP < 12mmHg，左心衰竭时 PAWP > 18mmHg。

五、支气管灌洗液检查

支气管肺泡灌洗液是通过支气管镜将生理盐水注入支气管肺泡内，回吸肺泡灌洗液，再对灌洗液成分和细胞成分进行分析的一种检查方法。支气管肺泡灌洗对获取疾病病因、诊断、评价疗效等方面具有重要的指导意义，可通过肺泡灌洗进行病原学检查，以明确肺部感染诊断，并可分析肺泡灌洗液中的细胞组成情况，如肺泡巨噬细胞、淋巴细胞、粒细胞等。研究发现吸入性损伤后肺泡灌洗液中性粒细胞可增多，ARDS 患者肺泡灌洗液中性粒细胞增高则更加明显，可高达 80%。另外可通过检测肺泡灌洗液中蛋白质、脂质的情况，来判断肺损伤，如研究发现乳酸脱氢酶可作为细胞损伤的标志，β- 葡糖醛酸酶与肺泡巨噬细胞和 II 型肺泡上皮细胞的损伤有关，而碱性磷酸酶升高与 II 型肺泡上皮细胞损伤或增生有关，并且可通过连续检测肺表面活性物质的含量与活性来评估损伤情况。可溶性尿激酶型纤溶酶原激活物受体（suPAR）来源于细胞膜结合尿激酶纤溶酶原激活物受体（uPAR）的蛋白水解裂解和释放，suPAR 是近年来公认的一种潜在疾病生物学标志物，已在血液、尿液、脑脊液、胸膜、心包和腹膜液等不同类型的体液中检测到。有文献报道烟雾吸入伤时支气管灌洗液中的 suPAR 水平升高，并被认为与炎症活动相关，能协助对危重患者进行预后情况的判断。

六、电阻抗断层成像技术

电阻抗断层成像技术（electrical impedance tomography，EIT）是根据生物体内不同组织、不同状态下电导率的不同，通过在生物体表面施加微弱电流，测量表面电压值，从而重构生物体内电阻抗情况分布图的一种成像技术。

该方法无辐射、无创伤、低成本、成像快，可在床旁实施，并且具有可重复测量的特点，是一种理想的、有广泛应用前景的床旁呼吸监测技术。EIT 能够进行 ARDS 床旁个体化潮气量选择、指导 PEEP 选择和实施肺复张，有研究表明对 EIT 进行逻辑运算可以识别塌陷区域的肺泡复张、功能正常区域的过度膨胀、之前开放肺泡的塌陷和过度膨胀肺泡的恢复等征象，通过分析肺内气体的分布情况来指导潮气量和 PEEP 等指标的设置，在复张评估方面，EIT 可以反映出 PEEP 改变时其通气的改变，从而显示出区域肺牵张情况。EIT 衍生的"潮气内气体分布"和"过度膨胀"等指标可能是监测肺损伤非常有意义的指标（图 6-1）。

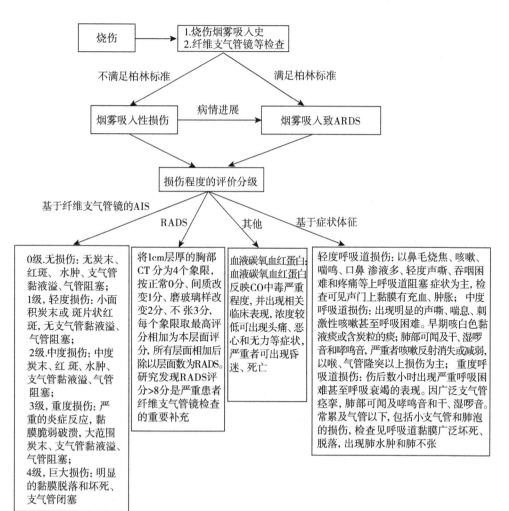

图 6-1　烟雾吸入性损伤临床诊断流程图

第三节　肺损伤的临床分级与分期

烟雾吸入致伤表现多变，严重程度差异大，可有体表损伤轻而内脏损伤重的表现，部分重症患者可致 ARDS，因此常需对患者进行伤情评估。烟雾吸入致肺损伤伤情评估需要依据病史、临床表现、影像学和纤维支气管镜等检查结果综合判定。吸入损伤的严重程度分级与损伤部位密切相关，国内现常结合症状体征及呼吸道损伤部位进行临床分级，分为轻度呼吸道损伤、中度呼吸道损伤和重度呼吸道损伤。

一、烟雾吸入致肺损伤的临床分级

烟雾吸入致肺损伤的临床分级常根据症状、体征及损伤部位分为轻度呼吸道损伤、中度呼吸道损伤和重度呼吸道损伤（图 6-2）。

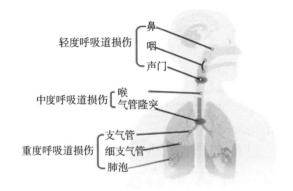

图 6-2　烟雾吸入致肺损伤的临床分级

（一）轻度呼吸道损伤

一般多是局限于声门以上的呼吸道损伤，包括鼻、咽和声门。一般开始表现为鼻毛烧焦，口鼻渗液多，可见含炭粒的痰液，口咽部红肿时可见水疱，舌或咽部常有黑色的炭屑沉着，喉部常有轻微发痒干燥的感觉，可有咳嗽、咳痰，有喘鸣、声嘶、吞咽困难等轻度上呼吸道阻塞症状；鼻腔和喉后壁等上呼吸道黏膜有充血、肿胀的改变，较严重者声门上黏膜可见坏死、糜烂和水疱形成，可有头面部烧伤，胸部体征阴性。

（二）中度呼吸道损伤

中度呼吸道损伤是指烟雾吸入损伤范围扩大到气管隆嵴以上，包含喉和气管的损伤。常表现为明显的声嘶、喘息、呼吸困难等气道阻塞症状，患者烟雾吸入损伤后呼吸道黏膜有进行性肿胀，呼吸困难加重，呈高调鸡鸣声，可闻及湍流或喘鸣音，伴有咳嗽、咳痰，患者早期可出现刺激性咳嗽，为含炭粒或白色黏液的痰，2～3 d 后气管黏膜坏死脱落随痰液排出，痰中可有脱落的气管黏膜。

（三）重度呼吸道损伤

重度呼吸道损伤是指烟雾吸入损伤范围累及气管以下，包括支气管、细支气管和肺泡。此时病情较为严重，除上述轻中度损伤的表现外，伤后数小时即可出现严重的呼吸困难，甚至呼吸衰竭，临床常见心率加快、口唇发绀、咳血性泡沫痰、意识障碍甚至昏迷。肺部听诊因广泛支气管痉挛而闻及哮鸣音和干、湿啰音，随着病程延长，可闻及双肺广泛湿啰音，严重时遍及满肺。呼吸道黏膜可坏死脱落，出现肺水肿和肺不张，咳痰时常可见带血丝或血性泡沫痰和脱落坏死黏膜。严重吸入损伤者伤后 2h 胸部 X 线即可发现肺水肿征象；纤维支气管镜检查可发现各级支气管黏膜充血、水肿、出血和溃烂；^{133}Xe 肺扫描多为阳性；血气分析提示低氧血症，早期多为低碳酸血症，晚期可有高碳酸血症，行气管插管或气管切开也难以纠正低氧血症。

需要注意的是，在有些情况下，烟雾吸入性损伤患者可无头部、颈部或全身的烧伤，早期上呼吸道症状较轻，无明显呼吸道梗阻症状，可能是由于烟雾成分及损伤情况不一致导致的，这种损伤早期的患者很容易漏诊，因此，有密闭空间吸入较长时间烟雾病史的患者，特别是伴有意识丧失的，不论是否有烧伤及上呼吸道吸入性损伤的表现，均应密切观察，警惕是否有重度吸入性损伤。

二、烟雾吸入致肺损伤的病程分期

（一）初期

一般伤后 6h 内出现缺氧、CO 中毒及 CO_2 增加引起的窒息。轻度吸入性损伤患者可无特殊症状；中度吸入性损伤患者可表现出喉水肿的早期症状，部分患者也可能进展为呼吸道梗阻；中毒可迅速发展为肺水肿甚至死亡。此阶段为吸入性损伤的急救阶段，治疗上应尽快纠正缺氧，防止窒息。

（二）水肿期

一般伤后 6～48h 出现类似皮肤烧伤和水肿，水肿主要出现在支气管、气管肺间质、肺泡等，若声门水肿严重会导致急性呼吸道梗阻危及生命。此外，细支气管炎也可产生气道阻塞，造成肺不张，肺不张和肺表面活性物质活性降低可导致肺顺应性下降，使通气 / 灌流比例失调，肺内分流增加，最终并发急性呼吸衰竭。

（三）肺部感染期

由于吸入性损伤造成了呼吸道黏膜损伤，导致局部免疫功能降低，很容易并发肺部感染。感染通常源于损伤的支气管，也有部分患者继发于全身性感染。发生肺水肿和肺不张的部位有利于细菌繁殖，因此治疗肺水肿和肺不张能够降低吸入性损伤后并发的肺部感染。虽然肺部感染可能很早就开始，但最常出现在伤后 2 天内，此期持续时间不定，感染若继续发展而未得到及时纠正，则可促进急性呼吸衰竭的发生和发展。

（四）脱落和修复期

水肿期后即进入脱落和修复期，这一阶段持续时间较长，可出现假膜性支气管和气管炎。常表现为上皮细胞或上皮层完全脱落，形成局灶性坏死，纤维蛋白渗出物、细胞碎片、中性粒细胞和成团细胞可形成假膜，假膜及坏死的黏膜脱落可阻塞呼吸道，并诱发支气管痉挛。呼吸道黏膜脱落后可见裸露的肉芽组织，肉芽组织新生血管多，患者可发生咯血，甚至引起窒息而致死。一般损伤黏膜的修复和肺功能的恢复需要 1 个月以上。然而，少数病例由于呼吸道损坏严重，呼吸道内滞留脓性分泌物，会并发支气管扩张或气管、支气管瘢痕狭窄的器质性改变，因此吸入性损伤患者痊愈后，肺顺应性下降和肺阻力会增加，因此，愈后无明显并发症的患者要定期进行肺功能检查。

第七章　烟雾吸入致肺损伤的救治

第一节　激素治疗

糖皮质激素（glucocorticoid, GC）在 SI-ALI 中治疗策略一直存在争议，但由于其具有抑制促炎细胞因子、下调白细胞黏附蛋白表达、抑制胶原蛋白沉积及抗纤维化等药物作用特点，使其在 SI-ALI 药物治疗中起着不可或缺的地位。SI-ALI（ARDS）是一个连续的过程，被分为 3 个阶段：病情发展的早期阶段是一种渗出状态，特点是大量促炎细胞因子和中性粒细胞活化，以及损伤后的高凝和低纤维蛋白溶解、肺内皮和上皮细胞损伤，伴随着富含蛋白质的水肿液在肺泡中的积聚。而后逐渐过渡到纤维增生期、纤维化期，持续的炎症反应、血小板活性失调、凝血途径过度激活、实质细胞增殖和胶原蛋白的无序沉积使肺损伤逐渐加重，病理表现为广泛的肺纤维化和正常肺泡结构的丧失。理论上糖皮质激素对上述 SI-ALI 的病理生理过程都有抑制作用。在国内外多项动物及临床试验研究中也证明了糖皮质激素显著的治疗效果，但其应用后的众多不良反应也提示临床医师应合理应用糖皮质激素。相关专业人员针对不同干预时机、干预剂量、治疗时长等方面进行了大量探索，以期重视基于病情变化的糖皮质激素合理应用。

一、糖皮质激素治疗的可能机制

（一）抗炎

急性炎症反应是 SI-ALI 早期高死亡率的重要原因，抑制炎症反应可降低肺水肿、调节肺通气及弥散功能，从而提高生存率。GC 是有效的抗炎药，可显著抑制促炎细胞因子的生成及炎症细胞的激活，在维持内皮完整性和血管通透性方面发挥重要作用。主要通过以下两种途径发挥抗炎作用：①与细胞质糖皮质激素受体（glucocorticoid receptor, GR）结合形成 GC-GR 复合物，入核后结合糖皮质激素反应元件，或 DNA 结合的转录因子（如活化的 B 细胞的核因子 κ 轻链增强子 NF-κB 和 AP-1），共同调节多种促炎细胞因子（如 IL-6、IL-17a 和 TNF-α）的转录。此外，GC 还可协同天然抗炎细胞因子，如 IL-4、IL-10、IL-13 和 IL-1 受体拮抗剂，共同抑制炎症的发展。NF-κB 的激活是中性粒细胞导致肺部炎症发展的必要步骤，可被多种刺激物激活，如脂多糖、物理或化学刺激及炎性因子。激活后的 NF-κB 在细胞核与靶基因的启动子区域结合并启动多种细胞因子的转录，如 TNF、IL-1、IL-6、细胞内黏附分子 1、选择素 E 等炎症介质。未激活时 NF-κB 和 GR 主要位于细胞质中。NF-κB 与细胞质中的抑制蛋白 I-κB 结合维持失活状态。GC-GR 复合物形成后不仅可以通过结合和调节转录因子（如 NF-κB）间接抑制炎症反应。GC 还可以直接结合 NF-κB 或增加 I-κB 蛋白的转录来抑制 NF-κB 活性。此外，糖皮质激素可促进肺泡 II 型上皮细胞分泌肺泡表面活性物质，对呼吸道发挥保护作用。

（二）改善凝血功能

凝血功能紊乱也是 SI-ALI 早期高死亡率的重要原因，特点是以肺泡内凝血酶抗凝血酶复合物、纤维蛋白降解产物升高、活化蛋白 C、抗凝血酶 III、纤维蛋白原活性降低为代表的促凝、抗凝、纤溶的失调；内皮细胞损伤引起大量凝血因子向肺泡内渗透，促进了呼吸道内纤维素的形成；上皮细胞坏死、脱落及黏液、富含蛋白的血浆的聚集，共同促进了气管内铸型的形成。GC 对凝血系统的调节是其在 ALI 救治中发挥作用的一个重要机制。有研究指出，GC 可以显著改善肺部 LPS 刺激后导致的局部凝血功能紊乱，在 ARDS 患者中，早期应用甲泼尼龙可以显著改善血浆天然抗凝因子蛋白 C 的活性。烟雾吸入动物实验研究也证明了 GC 可改善急性期的炎症及凝血功能，并提高生存率。

（三）抗纤维化

SI-ALI 在增殖期和纤维化期，成纤维细胞及 M2 巨噬细胞过度激活，大量促纤维化因子分泌，II 型肺泡上皮向 I 型肺泡上皮的转化和基底膜的严重破坏，导致不恰当的修复过程，形成肺间质及肺泡内纤维化。成纤维细胞的过度增殖，细胞外基质沉积是发生纤维化的最直接原因，GC 通过抑制成纤维细胞增殖并减少胶原蛋白沉积，以减少 SI-ALI 晚期肺纤维化的发生。目前 SI-ALI 后肺纤维化机制尚未明确，目前已知 Wnt 信号通路在肺纤维化进程中发挥重要作用。无论在特发性肺纤维化（idiopathic pulmonary fibrosis,IPF）还是继发性肺纤维化，如系统性硬化症（systemic sclerosis，SSc）、百草枯相关的肺纤维化中，Wnt 信号通路都被检测到过度激活，表明其在不同的组织和器官中具有普遍性。目前缺少相关的研究，笔者推测 Wnt 信号通路也参与到 SI-ALI 后肺纤维化中。其中经典的 Wnt 信号通路（Wnt/β-catenin 信号通路）研究最成熟。β-catenin 是介导经典 Wnt 信号的关键分子。ALI 导致促炎细胞因子及 TGF–β 增加，激活 Wnt/β–catenin 信号通路，胞内降解复合体失活，β–catenin 在胞质内积聚，转入细胞核内，结合 TCF/LEF 因子，激活下游靶基因的转录，如基质金属蛋白酶、细胞周期调节因子、原癌基因、血管生成因子等。目前缺少 GC 与 Wnt 信号通路的相关研究。

（四）替代治疗

下丘脑 – 垂体 – 肾上腺轴（HPA）的激活和皮质醇在危重症发生发展的免疫调节中具有重要作用，皮质醇浓度与疾病的严重程度相关。HPA 轴激活是危重症的抗炎反应的重要组成部分，皮质醇可以维持血管张力和内皮完整性，调节促炎因子，并抑制磷脂酶 A2、环氧化酶和一氧化氮合酶的合成。研究发现，危重症相关的 ARDS 可能与皮质醇不足有关，尤其是在小儿 ARDS 患者中，考虑与 HPA 轴功能障碍皮质醇产生减少或由于组织对 GC 的抵抗有关。当在血管加压药依赖性患者中发现促肾上腺皮质激素不能增加血浆皮质醇的浓度时，可预测预后不佳，考虑"相对肾上腺功能不全"，超过 7d 的 GC（盐皮质激素）替代疗法应该对此类个体有益。

二、糖皮质激素治疗的时机及疗程

首先说明早期 ARDS 指疾病发生后 < 7d，晚期指 > 7d；高剂量类固醇通常指 30mg/（kg·6h），低剂量指 1 ～ 2mg/（kg·d）；短疗程通常指 1 ～ 3d，更长时间的给药指 2 ～ 4 周或更长。本部分内容一直存在争议，虽然动物实验数据表明 GC 在改善 ARDS 炎症方面发挥作用，但与临床研究并未取得很强的一致性。数据显示：①早期、短程、高剂量皮质类固醇不能预防 ALI 进展为 ARDS，甚至会因为其副作用增加疾病的严重程度和并发症的发生；②数据同样不支持使用短程、高剂量的皮质类固醇用于治疗早期 ARDS；③长疗程、低剂量皮质类固醇治疗早期 ARDS 患者或在第 7 天和第 14 天之间诊断出的晚期 ARDS 患者，研究发现 60d 和 180d 死亡率比安慰剂组低 25%，尽管没有统计学意义，但结果显示可以改善呼吸系统生理功能并减少机械通气或 ICU 住院时间。

由上述可以看出 ARDS 治疗的窗口时间很窄，即确诊后 7 ～ 14d，患者的预后可能会得到改善，因此建议有必要在 ARDS 确诊后早期（< 72h）和晚期（第 7 ～ 14 天）给予长疗程、低剂量 GC［1 ～ 2mg/（kg·d）］治疗。

三、糖皮质激素治疗的不良反应

在 ARDS 中使用 GC 的争议集中在缺乏明确的生存获益，还有不良反应如胃肠道出血、免疫抑制导致现有的感染恶化、影响代谢（如高血糖、水钠潴留及钾的流失）、高血压、精神方面的影响（如失眠、精神病和谵妄）。GC 的使用也可与获得性神经肌病有关，可引起直接的肌肉毒性，涉及神经、肌肉或二者的功能障碍，表现为神经功能受损或完全失去神经支配，骨骼肌因为蛋白质合成减少和蛋白水解增加导致收缩性功能减弱和肌肉质量减少。当然这种不良反应还可能与其他因素有关，如全身炎症、器官功能障碍、使用神经肌肉阻滞剂，目前也没有研究证明类固醇与神经肌肉无力的因果关系。

第二节　其他药物治疗

一、吡非尼酮的保护作用

吡非尼酮（pirfenidone，PFD）是一种多效吡啶酮类似物，在 1974 年由 MARNAC 公司发现。PFD 被大众熟知源自其良好的抗纤维化作用，最早于 1995 年在博来霉素诱导的 IPF 动物模型中得到验证，后来发现对肺和其他器官的纤维化都有抑制作用，是一种广谱抗纤维化药物。近些年多项Ⅲ期临床研究表明，PFD 可显著延缓 IPF 患者用力肺活量（forced vital capacity，FVC）的下降，并显著降低 IPF 的死亡率，使得 PFD 在 2014 年成为首个美国 FDA 批准用于治疗 IPF 的药物。此外，PFD 还具有抗炎、抗氧化、调节免疫的作用，在烟雾吸入致肺损伤的全程治疗中具有一定的潜力。

（一）吡非尼酮治疗烟雾吸入致肺损伤可能的机制

（1）PFD 的抗炎作用在肺损伤初期发挥重要作用，中性粒细胞是最早到达损伤部位的先天免疫细胞之一，PFD 不仅抑制中性粒细胞释放促炎活性氧自由基（reactive oxygen species，ROS）、细胞因子（如 TNF-α、IL-1β 和 IL-6）、趋化因子（IL-8、MCP-1 和 MIP-1α），还参与降低 N- 甲酰甲硫氨酰 - 亮氨酰 - 苯丙氨酸（fMLP）、白三烯 B4（LTB4）和 IL-8 介导的趋化反应，但抑制炎症的同时，PFD 会暂时抑制中性粒细胞的抗菌功能，如脱颗粒、吞噬作用和 NETosis（一种新型的细胞死亡方式），必要时 PFD 需配合抗生素共同使用。最新的研究还发现 PFD 可能是通过降低促炎介质和脱颗粒调节剂（如 p38α、MSK1/2、Akt 等）的磷酸化水平调节中性粒细胞促炎反应、趋化反应、氧化应激及脱颗粒作用。

（2）PFD 抑制氧化应激和脂质过氧化是另一重要机制。脂质过氧化是细胞因子风暴中炎症 - 氧化应激器官损伤的机制之一，由氧化还原循环中产生的超氧化物引起，PFD 可以抑制 NADPH 依赖性脂质过氧化。另外 BAP31 作为一种内质网（endoplasmic reticulum，ER）跨膜蛋白，是维持线粒体稳态和 ER 功能的重要上游保护因子，PFD 通过上调 BAP31 发挥对内质网应激和线粒体功能障碍介导的细胞凋亡的保护作用。BAP31 通过维持线粒体 DNA 稳态并结合 TOM40 和 Fis1 调节线粒体功能，并与 STX17 和 CDIP1 相互作用及促进 SREBP1C 活化来抑制 ER 应激。PFD 影响 BAP31 基因表达的机制仍不清楚，目前的研究发现可能与 ERK 途径有关。

（3）PFD 具有良好的抗纤维化作用，在人和动物模型中均显示出对纤维蛋白原基因表达和胶原蛋白分泌的明显下调。具体的机制尚未完全明确，其中炎性条件下 PFD 可显著抑制 TGF-β1 诱导的纤维蛋白合成，进一步研究发现这与抑制 M2 巨噬细胞的极化及 TGF-β1/Smad3 信号通路的激活有关；PFD 可以调节多种促纤维化细胞（如肺泡上皮细胞、血管内皮细胞、巨噬细胞）中 TGF-β1 的表达和 Smad3 的磷酸化，下调 NF-κBp50 的活性，进而抑制 IL-4 及 IL-13 诱导的 M2 巨噬细胞极化。另外 NLRP3 炎症小体激活的产物 IL-1β，通过促进促纤维化介质的表达和成纤维细胞的激活，导致胶原沉积，PFD 可阻断 NLRP3 的炎性体激活改善肺部炎症和纤维化。也有研究指出 PFD 可以靶向 p38MAPK 降低 TGF-β 诱导的人成纤维细胞促纤维化作用。最近的研究发现 G 蛋白信号转导调节因子 2（RGS2）的上调也可能是 PFD 改善肺纤维化的一种机制。

（4）PFD 的免疫调节作用在肺移植患者树突状细胞（dendritic cell，DC）及 T 细胞中最为显著，参与抑制先天性和适应性免疫系统的激活。在免疫识别过程中，PFD 可以降低 DC 表面 MHC Ⅱ 类分子和共刺激分子的表达，继而导致 DC 刺激 T 细胞活化的能力下降，减弱免疫反应；PFD 还可以直接抑制 DC 释放炎性细胞因子，这可能与蛋白激酶的减少和 MAPKp38 磷酸化减弱有关。之前的研究显示长期吸烟及接触烟雾的患者（如消防员）存在"适应性免疫耐受"，不吸烟者首次接触大量烟雾后较长期吸烟者肺部炎症及免疫反应表现强烈，死亡率高，PFD 在此类患者中具有潜在的治疗价值。

（二）吡非尼酮治疗烟雾吸入致肺损伤的时机及剂量

PFD 治疗 ALI 的剂量及时机目前没有统一意见，在 IPF 的治疗中，PFD 的标准剂量为 2400mg。有研究发现在 IPF 中，PFD 治疗后 FVC 下降率较显著，不同剂量组的不良事件和死亡率相似，进一步研究发现持续较低剂量（＜1800mg）的 PFD 对减少 IPF 疾病进展的作用仍然存在。但在疗效和安全性结果研究（CAPACITY004）中，数据显示每天口服 1197mg PFD 后 FVC

下降率处于 2403mg 与安慰剂中间。PFD 的治疗时机仍存在争议，一些研究结果为 PFD 在晚期 IPF 和非晚期 IPF 中的疗效相似，也有研究数据表明 PFD 对晚期 IPF 患者更有益。目前缺乏 PFD 在炎症损伤及氧化应激中相关作用的大型临床研究。

（三）吡非尼酮治疗的不良反应

PFD 的半衰期短，大多数人耐受性良好，报道的不良反应包括恶心等胃肠道毒性、光敏反应和皮疹，较严重的可能会引起肝酶和胆红素升高，定期血液化验检查及调整药物剂量可以避免大多数副作用。PFD 的局限性大多来源于其高昂的价格。

二、葛根素的保护作用

葛根素（puerarin，$C_{21}H_{20}O_9$）是从豆科植物野葛的干燥根中提取，并经过分离纯化而来，属于多羟基小分子黄酮类化合物。葛根素在临床上多用于防治心脑血管疾病。葛根素具有抗炎、抗氧化等作用，可防止生物膜的氧化损伤，阻断脂质过氧化。研究显示葛根素可抑制诱导型 iNOS 和环氧合酶（cyclooxygenase-2, COX-2）的表达，使 I-κB 降解速度下调，从而抑制核因子 NF-κB 活化，形成 GCs-GR 复合物，从而抑制炎症反应经典的 NF-κB 信号通路。进一步研究还发现葛根素有抑制中性粒细胞浸润及髓过氧化物酶释放的作用，来源于巨噬细胞的多功能促炎因子 TNF-α，可激活 NF-κB 介导其他细胞因子，如 IL-1、IL-6 和 IL-8 的合成与释放，启动炎症级联反应。

三、牡荆素的保护作用

牡荆素（vitexin，$C_{21}H_{20}O_{10}$）是一种天然黄酮类化合物，化学结构中含有多羟基，主要药理作用有抗氧化、抗炎、抗肿瘤等。牡荆素通过抑制 NF-κB 的活化，并降低 IL-6、TNF-α 等炎性指标发挥肺损伤的保护作用。牡荆素还可以下调丙二醛和脂质过氧化物水平，增加超氧化物歧化酶和谷胱甘肽过氧化物酶的产生；另外牡荆素通过上调肺组织 Nrf-2 的表达，导致血红素氧合酶 1 的表达增加，从而发挥抗氧化作用，进一步研究发现这可能与肺组织中 PKCβ、p66Shc 和 p-p66Shc 蛋白表达减少有关。经治疗后肺组织病理表现为炎症细胞浸润和肺泡充血明显减轻，肺泡间隔未见明显增厚。因此，牡荆素能通过减轻氧化应激及抑制炎症反应发挥对急性肺损伤的保护作用，这种保护作用可能是通过抑制 PKCβ/p66-Shc 通路的激活，减轻氧化应激和炎症反应来实现的。

四、新型救治方法的研究论证

（一）抗凝治疗

在吸入性肺损伤产生后，微血管渗透性增加，大量血浆渗入呼吸道中，会导致呼吸道内凝血激活，而细胞碎片、黏液与凝血启动导致的纤维素等成分混合后可形成呼吸道内铸型，导致呼吸道梗阻，加重低氧血症及高碳酸血症，加剧通气/血流比例失衡。研究发现，烟雾吸入后大鼠 BALF 中凝血因子 FⅡ、FV 显著下降，凝血酶与凝血酶原的复合物 TAT-c 显著升高，而 ATⅢ 含量无显著变化，ATⅢ 途径没有有效抑制促凝过程，因此肺泡局部表现出以促凝为主要特点的凝血功能紊乱。但全身表现上，在 FV、FⅧ、FX、Ca$^+$、磷脂等参与下，初期机体的促凝-抗凝保持相对平衡，但长期抗凝因子与促凝因子的持续消耗，会使得平衡被打破，出血或血栓形成的风险大大增加。动物解剖发现，肺大体外观呈现弥漫性出血灶或全肺水肿表现，镜下观察水肿液可见大量的红细胞及炎症细胞，但全身其他脏器未见显著的出血；同时对凝血三项进行观察，与对照组相比 PT、INR 也并未见显著改变。

抗凝药物的应用是 SI-ARDS 的研究热点。动物实验发现，联合应用抗凝药物，包括雾化吸入组织型纤溶酶原激活物 tPA、ATⅢ、肝素等，可提高 SI-ARDS 动物存活率。部分临床研究也发现，单纯雾化肝素或联合雾化肝素可显著改善 SI-ARDS 患者肺损伤严重程度，减轻肺气体交换和肺顺应性降低、肺水肿和广泛的气道阻塞，提高生存率，同时肝素局部雾化吸入也可带来全身获益（5000～400 000U/d）。目前缺乏足够高质量的 RCT 研究，因此，尚不能对上述药物做出有效推荐。

（二）炎症通路调节因子

在 SI-ALI 的过程中涉及多个炎症通路，因此有多种通路相关因子调节剂用于临床前研究，如趋化因子 1 抑制剂、细胞因子信号转导抑制因子 1 及谷氨酰胺在动物实验中被证明可以降低炎性因子水平、改善肺损伤严重程度、降低肺水肿等，但目前尚无相关临床研究证实。

选择素是介导炎症反应的关键因子，选择素包括内皮细胞上的 E 选择素、P 选择素和白细胞上的 L 选择素。在 SI-ALI 动物模型中发现，L 选择素抑制剂可以显著降低肺内血管渗透性，从而改善肺水肿，但由于缺乏足够的临床证据，该抑制剂的安全性及合理用药方案仍存在争议。

（三）干细胞疗法

间充质干细胞（mesenchymal stem cells，MSC）为多能干细胞，可在特定条件下分化为多种细胞系。研究显示，SI-ARDS 动物模型进行干细胞静脉注射可以降低肺组织湿干比、肺损伤评分、炎症因子水平，可以改善氧合，提高生存率，但目前尚未展开相关临床研究，其原因可能是 SI-ARDS 病例来源的特殊性、MSC 来源及医疗单位救治水平的差异。

（四）选择性一氧化氮合成酶抑制剂的作用

选择性一氧化氮合成酶（nitric oxide synthase, NOS）是 SI-ARDS 时 NO 的主要来源，具有多种亚型，包括内皮细胞 NOS、神经元 NOS 及诱导性 NOS。多项动物实验发现，通过抑制诱导性 NOS 的形成可以改善肺内淋巴回流、降低肺水肿严重程度、减少呼吸道内铸型的形成，也可显著降低炎症因子的表达；动物研究还发现采用神经元 NOS 抑制剂或与不同 NOS 抑制剂的联合应用可以显著改善 SI-ARDS 肺部炎症因子水平、过氧化酶活性、气道压力、肺损伤评分等，但目前缺乏相关临床研究。

（五）氢气饱和生理盐水

烟雾中有强氧化剂成分，炎症反应导致大量炎症细胞聚集在肺内，产生过量的活性氧，诱导氧化应激反应。动物实验证实，氢气饱和生理盐水可抑制 NF-κB 的激活和细胞的凋亡来减轻大鼠的烟雾吸入性损伤。其在临床患者中的有效性仍需进一步研究来证实。

第三节　机械通气的运用

机械通气（mechanical ventilation, MV）是 ALI（ARDS）重要的辅助治疗措施，为严重呼吸系统疾病患者提供呼吸支持。常规机械通气（conventional mechanical ventilation, CMV）存在的主要问题是呼吸机诱发肺损伤（ventilator-induced lung injury, VILI），指当过度的机械应力（如高潮气量、高气道压）使肺泡过度扩张，受伤的肺泡组织释放炎症介质诱发肺损伤，而炎症反应也可通过体循环扩散并导致远处器官衰竭肺保护性策略遵循的基本原则［包括限制平台压（驱动压）、低潮气量、高呼气末正压及接受一定程度的高碳酸血症和低氧血症］，有报道称使用 MV 降低了 ARDS 成人的死亡率。具体建议如使用低于体重预估的潮气量和平台压，大部分数据支持潮气量 < 6ml/kg，平台压 < 30cmH$_2$O，可提供最佳的呼气末正压；在血流动力学稳定性的前提下，高碳酸血症允许 PaCO$_2$ < 75mmHg，pH > 7.25 的情况。

一、高频冲击通气

高频冲击通气（high-frequency percussive ventilation，HFPV）是呼吸机的一种保护性通气模式，通过小而高频（通常定义为 60 次 / 分）的气体脉冲，积累形成"低频"潮气量，可最大限度地增加肺泡复张，避免过度扩张，并利用小于无效腔的气体容积，防止 VILI，具有潜在的应用价值。研究显示 HFPV 可以改善肺顺应性、通气、氧合指数，HFPV 还与呼吸机相关肺炎发生率的降低和吸入性损伤患者死亡率的改善有关，而不会增加血流动力学不稳定或肺气压伤（即气胸）的发生率；动物实验显示当 HFPV 与肝素联合应用会使 ARDS 发病后存活率有显著的提高。

二、高频振荡通气

高频振荡通气（high frequency oscillatory ventilation，HFOV）是一种保护性通气模式，其潮气量更小，平台压也更低，能够保持较高的平均气道压，确保肺泡与呼吸道的塌陷部分能够复张，从而改善患者通气、血液灌流情况；实验证明可减少肺泡巨噬细胞分泌 TNF-α，减少中性粒细胞的激活和聚集，从而减轻肺损伤；但与 HFOV 相关的死亡率可能高于与旨在采取肺保护策略的通气模式相关的死亡率。HFOV 使用亚无效腔潮气量改善气体交换，虽然已广泛用于新生儿重症监护病房，但在 ARDS 烧伤患者中的应用数据有限，是否将其用作抢救治疗或选择性治疗存在争议，有学者提出不应对 SI-ARDS 患者常规使用 HFOV，也有学者认为当 CMV 不能提供足够和安全的气体交换并发生低氧性呼吸衰竭时，这种通气模式被认为是一种替代方法。HFOV 相对于 CMV 的更大优势可能是通过限制过度扩张（防止气压伤和容积伤）和使肺泡周期性打开和关闭最小化（防止肺不张）来防止 VILI 的发展。HFOV 目前已成为部分烧伤中心治疗 ARDS 继发的氧合衰竭不可或缺的通气方式，在逆转呼吸衰竭和促进烧伤创面的早期切除和闭合方面发挥了重要作用。

三、部分液体通气

部分液体通气（partial liquid ventilation，PLV）是向肺内注入高于或相当于功能残气量的全氟化碳（perfluorocarbon，PFC），再连接呼吸机进行常规机械通气，以完成气体交换的治疗方法。

1. 全氟化碳是一种人工合成的含氟化合物，具有无毒、无色、无味、不溶解于水，化学性质稳定，密度较水和软组织大，表面张力和黏滞性低，有极高的气体溶解性等特点，对氧和 CO_2 的溶解力比水分别高出 20 倍及 30 倍，与氧的结合力是全血的 2～3 倍。研究证明，PLV 可明显改善 SI-ALI 时的动脉氧合，保护肺组织，减少肺组织的直接或间接损伤，是一种很有前景的治疗 SI-ALI 的方法。PFC 具有很高的气体溶解性，因此以 PFC 作为气体交换的媒介，能够很快提高 SI-ALI 时的动脉血氧分压，降低动脉血二氧化碳分压。

2. PLV 可引起肺内血流的重新分布，通气少而损伤较重的区域血流分布到通气多而损伤小的区域，使通气 / 血流比例提高，促进气体交换。在 PEEP 的作用下，PFC 能够在肺内均匀分布，阻止肺泡萎陷，避免肺泡有效换气面积的减少；同时气体能够从气相扩散至液相，达到改善肺内气体交换以促进氧合的目的。

3. PFC 具有高比重特性，可通过重力作用直接进入肺低垂部位，PFC 使该部位萎陷的肺泡复张，并可抑制肺泡腔液体渗出，减轻肺间质和肺泡水肿，有效地阻断了烟雾造成的肺泡上皮的直接病理损害。PFC 具有较低的表面张力，可以降低肺泡表面张力从而阻止肺泡的萎陷。

4. PLV 能够显著改善 SI-ALI 时的低氧血症，较常规通气作用稳定，但差别不显著，可能 SI-ALI 时肺泡腔内有较多的液体积聚，在气体与 PFC 之间形成屏障，减弱了 PFC 获取氧的能力。

第四节　高压氧治疗

高压氧治疗（hyperbaric oxygen therapy, HBOT）是指在高于 1 个大气压的环境里患者吸入 100% 纯氧治疗疾病的过程。

一、HBOT 的原理

自 1962 年高压氧被发现可以用于治疗疾病以来，我国高压氧治疗已有 50 余年的历史，其治疗原理是在一定的气压下，能够有效提高身体内的血氧含量、血氧张力和氧的有效弥散距离，可改善人体缺血缺氧导致的功能障碍，激发和增强细胞活力与张力，迅速改善各器官组织缺氧，减少酸性代谢产物，从而恢复各器官功能。

二、HBOT 在 SI-ALI 治疗中的应用

HBOT 作为临床氧疗技术，缺氧症是其唯一适应证，对肺部疾病的适应证包括肺水肿、ARDS 等。SI-ALI 起病急，致伤因素复杂，病情进展迅速，

易进展为顽固性急性低氧性呼吸衰竭。因此，HBOT 在 SI-ALI 的治疗中具有一定的潜在作用。

（一）烟雾中有毒气体

CO 和氰化物气体吸入是导致 SI-ALI 患者发生用氧障碍的常见原因。CO 在体内与血红蛋白的结合能力是 O_2 结合能力的 240 倍，会严重阻碍 O_2 与血红蛋白的结合，导致组织细胞发生缺血缺氧性损伤，抑制氧合血红蛋白的解离，使氧离曲线左移。当发生 SI-ALI 时，机体可伴随一系列病理生理过程的改变，如机体用氧受阻，支气管的血流增加，致使气道加重堵塞，引起一系列反应，进一步加重肺组织损伤，严重影响肺组织通气换气功能。因此，SI-ALI 患者需要应用更加高效的氧疗手段如高压氧，及时纠正 CO、HCN 等有毒气体中毒和可能存在的顽固性低氧血症。

（二）HBOT 的功能

在对高压氧治疗的气体流变学及生理功能的研究中发现，波伊尔定律提示局部组织中气体压力增高，导致气体容积减少。亨利定律、菲克定律显示高压可以增加组织中氧的输送、扩散和灌注，并且提高组织中氧浓度。高压氧还具有免疫功能，由于氧自由基的形成，使得高压氧具有杀菌功能，特别是抗厌氧菌的作用。免疫功能表现在刺激成纤维细胞、吞噬细胞的活动、毛细血管的生成及对中性粒细胞的调控。国内学者研究 HBO 治疗严重创伤的机制后认为，高压氧可以收缩血管，促进毛细血管生成，成纤维细胞增殖，白细胞氧化杀伤，毒素抑制和协同抗生素等作用。高压氧可以高效地纠正 CO 等有毒气体中毒导致的顽固性低氧血症，改善局部组织缺氧、水肿，并且能够加强机体对感染、缺血的正常应答反应，为 SI-ALI 患者的治疗提供了新的思路。

（三）HBOT 在 SI-ALI 治疗的积极效果

HBOT 在 SI-ALI 治疗方面已有多项研究证明其积极的效果。大量的动物实验证明，HBOT 能在较短的时间内纠正 SI-ALI 时的低氧血症，有效降低酸性代谢产物，使细胞内外水肿减轻，还可以增强机体吞噬细胞及坏死组织的能力。早期 HBO 治疗可以减轻 TNF-α、NO 的生成。在 LSP 诱导的大鼠 ARDS 模型中发现，与吸入空气组相比，HBOT 能逆转严重缺氧，增加动物 24h 存活率；如果单次或重复提供氧，HBOT 能减轻肺组织白细胞渗出，阻断炎症反应的进展。

（四）HBOT 在 SI-ALI 治疗的有害影响

值得注意的是，过高的氧分压也会对机体产生有害的影响。细胞内氧分压发生改变，通过产生大量的氧自由基（ROS），可导致细胞膜损伤，蛋白质, 脂质和 DNA 的结构变化。氧分压过高或过低均能引起 ROS 的大量产生, ROS 产生的多少与这种状态的持续时间也密切相关。动物实验表明, 长时间和高浓度吸入氧气会导致大鼠体内产生大量 ROS, TNF-α、IL-1β、IL-6 等炎症因子增加, 增强 NF-κB 通路的表达, 引起严重的炎症反应。而合理的氧疗可以使炎症因子水平降低, 减轻炎症反应和对组织的损伤, 减少细胞凋亡。HBO 是否会因为产生超氧化物而对大脑产生有害影响仍需要进一步研究证实。在对急性肺损伤患者 HBOT 的研究中发现, HBOT 对肺组织的不利影响随着 HBOT 时间的延长而增加。最新一项根据国外烧伤数据库的回顾性研究发现, 在烧伤和吸入性烧伤患者中使用 HBOT 死亡率较高, 多变量回顾性分析提示 HBOT 是死亡率的独立预测因素。然而目前高压氧在 SI-ALI 患者中的早期给氧时间和持续时长仍存在争议, 需要大量的 RCT 研究进一步证明。

三、HBOT 治疗急性 CO 等气体中毒的研究

(一) HBOT 解除急性 CO 中毒相关研究

HBOT 在解除急性 CO 等有毒气体中毒方面占有重要地位, 小鼠吸入船舶舱室非金属材料燃烧的有毒烟雾后, 血中平均 CN⁻ 浓度 (CN⁻) 和 COHb% 都显著高于正常值, 50% 以上的小鼠 COHb% 含量达到了临床上 CO 中、重度中毒水平。吸氧疗法能够使 COHb 加速解离, CO 中毒患者若吸入新鲜空气, 4h 后 COHb 浓度将降至 50%, 若及时吸入 100% 高流量氧可将上述时间缩短 20min。大量研究已证实, HOBT 使血液中氧的溶解量增加, 从而使动脉血氧分压提高, 毛细血管内的氧向细胞内弥散更容易, 尤其对长时间暴露于高浓度 CO 烟雾的危急情况可迅速纠正。另外, 使用 HBOT 还可以防止大脑中脂质过氧化, 在暴露于 CO 毒性水平的器官中保存 ATP 水平, 以及可能延迟神经后遗症的发展。对于烟雾吸入 CO 中毒的患者, 目前临床上建议开始使用 HBO 治疗的 COHb 水平为 5% ~ 40%, 大多数人同意以 25% 的 COHb 饱和度启动 HBO, 或者患者有意识丧失、神经症状、心血管功能障碍或持续代谢性酸中毒。

(二) HBOT 解除急性 CO 中毒的临床研究

(1) 目前, HBOT 在解除急性 CO 中毒方面已被广泛接受。在最新的 2018 年关于"高压氧治疗适应证与禁忌证的共识"中指出, CO 中毒(A 类推荐, 1b 级证据), 且含有氰化物中毒 (B 类推荐, 3b 级证据) 均应及时应用高压氧治疗。国外权威 CO 中毒治疗专家 Hampson 等指出: CO 中毒患者伴随意识丧失、心肌缺血样改变、神经损害、明显代谢性酸中毒、碳氧血红蛋白>

25% 者推荐高压氧治疗。而对于烟雾吸入肺损伤，国内指南是应用高压氧治疗的Ⅱ类适应证。目前并未有指南及专家共识明确治疗时间。

（2）从理论上讲，高压氧治疗介入越早对组织缺氧及后续的毒性瀑布作用的改善效果可能越好，但在 SI-ALI 患者中应用仍需要更多直接的临床研究支持。很多研究证实了在中毒后 12h 内接受高压氧治疗具有更好的疗效。一项对 136 例中、重度 CO 中毒患者高压氧治疗时机的回顾性分析认为，中毒后 6h（超早期）内实施高压氧治疗中、重度急性 CO 中毒患者预后更佳，降低迟发性脑病的发生率。其次，CO 中毒后行高压氧治疗的最适压力及疗程尚无统一标准。国内专家认为保证治疗的安全性，避免发生不良反应，大多数采用 0.20 ~ 0.25 MPa，舱内吸氧时间 60 ~ 90min。

（3）在总疗程上，国内外治疗差异较大。美国 Hampson 等报道的专家共识建议：CO 中毒高压氧治疗最大次数不超过 3 次，后续转常压氧疗。国内治疗次数根据患者病情决定，但连续治疗不建议超过 30 次，且治疗期间应积极关注血气分析结果，必要时吸氧。另外，对于 SI-ALI 患者氧疗后仍不能纠正的低氧血症，应积极寻找病因，警惕 ARDS 的发生。

综上所述，高压氧治疗能迅速提高 SI-ALI 患者的血氧分压，增加全身各组织供氧，增强有氧代谢，酸性代谢产物减少，纠正细胞内外离子紊乱和机体酸中毒情况，从而有效控制低氧血症和代谢性酸中毒。同时高压氧治疗有利于血液中 CO 的排出，对严重碳氧血红蛋白水平升高的患者推荐进行高压氧舱治疗。目前，进行高压氧治疗的指征有：碳氧血红蛋白水平高 25%，意识丧失，脏器缺血等。针对轻中度 SI-ALI 患者制订相应的高压氧治疗给氧方案，早期 12h 内应用且建议应用压力不超过 0.2 MPa，应用时间不宜超过 60min。生命体征不稳定、重度 SI-ALI 患者暂缓高压氧治疗，考虑机械通气治疗。高压氧的风险在于氧毒性和肺部的气压性创伤，因此合并气胸、活动性内出血等胸部损伤及严重的 SI-ALI，进展成 ARDS 患者不推荐高压氧治疗，而是推荐其他方式氧疗。

第五节　吸入硫化氢治疗

硫化氢（H_2S）是一种无色有臭鸡蛋味的气体，过量吸入可以影响肺、脑、肾等多种脏器的正常功能。以往对于 H_2S 的研究偏重其毒性作用，直至 20 世纪 90 年代中期，发现 H_2S 是一种气体信号分子，在 NO 和 CO 之后排第三。近年来越来越多的研究证明，内源性 H_2S 在各种病理生理过程中起着至关重要的作用，如调节血管活性、炎症反应、细胞增殖、凋亡及细胞周期调节、缺血再灌注、氧化应激和神经递质。吸入 H_2S 治疗被证明对各种急性肺损伤动物模型有益，如缺血再灌注损伤、呼吸机引起的 ALI、高氧诱发的 ALI 及油酸所致的 ALI 等。氧化应激机制是 SI-ALI 的重要致伤机制，产生的大量炎症因子、释放过量的氧自由基能够进一步加重肺损伤。在烟雾吸入诱导的急性肺损伤模型中，吸入 H_2S 不仅可以显著降低炎症因子 IL-1 的水平，而且可以提高抗炎因子 IL-10 的水平，肺部的病理状况明显改善并且降低死亡率。因此，吸入 H_2S 可能是烟雾吸入肺损伤有效的治疗方案，值得我们进一步深入探索。

一、H_2S 生物学作用

H_2S 在肺内主要由胱硫醚 – γ – 裂解酶（CSE）、胱硫醚 –β– 合成酶（CBS）和 3– 巯基丙酮酸转硫酶（3MST）通过酶促反应生成。CSE 主要分布在内皮细胞和平滑肌细胞，在细胞质里由 L– 半胱氨酸为底物催化产生。而 3–MPST 存在于线粒体和细胞质。在人的呼吸道平滑肌细胞、肺血管内皮细胞及肺成纤维细胞中均可表达 CSE 和 CBS。在线粒体内分解代谢时，一部分 H_2S 产生硫代硫酸盐，在还原酶的作用下进一步转化为硫化物、硫酸盐。一部分还可与血红蛋白、神经蛋白、细胞色素氧化酶 C 结合，其余参与蛋氨酸循环被甲基化而清除。同时，体内 H_2S 还可以使蛋白质巯基化反应，当体内出现大量氧自由基时，H_2S 与靶蛋白的 L– 半胱氨酸活性残基结合，使蛋白质巯基化反应并完成信号转导来调控相关蛋白的表达。国内外对 H_2S 发挥效应的靶点通道进行了大量探索，从最初的 ATP 敏感钾通道扩展到 L 型钙通道、T 型钙通道、N– 甲基 –D– 天冬氨酸型（NMDA）受体、MAPK、NF-κB、PI3K/AKT、Fas/FasL 受体、PKA/PKC、环氧化酶 –2（COX-2）等信号通路，H_2S 通过这些通路发挥抗炎、抗氧化应激、抗凋亡及抗纤维化等生物学作用。

二、H_2S 通过多种途径减轻肺损伤

在 LPS 诱导的急性肺损伤模型中，吸入硫化氢可以抑制肺部中性粒细胞的迁移和激活，减少细胞因子和 ROS 的形成，具有抗炎抗氧化的作用。最新研究提出了 H_2S 对中性粒细胞可能的作用机制：通过减少肺组织中巨噬细胞炎症蛋白 –2 （MIP-2）及其表达，以及减少肺泡内 MIP-2 和 IL-1 的积累来发挥作用。研究证明，H_2S 通过调节 TLR-4-Myd88-NF-κB 通路和 AQP-1/AQP-5 的表达显著减少炎症和肺水肿。在抗氧化应激作用中，H_2S 通过多

条信号通路减轻肺损伤。在 SI-ALI 模型中，H_2S 通过抑制 NF-κB p65 信号的激活，来抑制 iNOS 和 NO mRNA 的表达，进而减弱氧化应激反应。NaHS治疗通过激活 Nrf-2 细胞信号来抑制炎症和氧化反应，从而减轻爆炸后烟雾吸入肺损伤。吸入 H_2S 还可调节 P38MAPK 信号传导和 NOX-2 表达、抑制 ROS 的产生从而减轻 ALI。

三、H_2S 治疗 SI-ALI 减轻肺损伤

已有多项动物实验证实，应用吸入 H_2S 治疗 SI-ALI 可以减轻肺组织的损伤和炎症反应，血浆和肺泡灌洗液中炎症因子 IL-6、IL-10 降低。当吸入 H_2S 80ppm 6h 能减轻大鼠烟雾所致的肺损伤，肺湿干重比下降，氧合指数上升，肺泡灌洗液中 MPO 和 MDA 减少。吸入 H_2S 80ppm 3h 病理提示肺部炎症改善更加明显。此外 H_2S 不但可以降低肺内炎症因子水平，还可以降低 iNOS 的表达、过氧亚硝酸的形成、抑制体内 PARP-1 活性从而改善烟雾吸入肺损伤，有效阻止 SI-ARDS 的发生发展。目前，由于外源性硫化物的高度挥发性和吸收速度快的特性，使其在临床研究中备受争议。烟雾吸入 H_2S 可能损伤呼吸道黏膜，因此，吸入性气体应用临床治疗需要更加谨慎，但目前尚无相关临床试验报道。

四、H_2S 预防肺损伤的发生

吸入 H_2S 也可以发挥抗凋亡和促进肺血管增殖、修复的作用，预防急性肺损伤的发生。通过激活转录因子 -3 生物分子 (ATF-3)，触发抗凋亡和抗炎基因，证明了 ATF-3 参与 H_2S 介导的保护作用。在香烟烟雾引起的 COPD 模型中，H_2S 抑制了吸入烟雾引起的 PHD2/HIF-1+/MAPK 信号激活，抑制炎症、上皮细胞损伤和凋亡，从而减轻烟雾吸入引起的肺气肿，改善小鼠的肺功能。此外，H_2S 可能通过抗平滑肌细胞增殖、抗炎症反应等来发挥抗纤维化作用。一项体外研究表明，100μmol/L H_2S 抑制胎牛血清刺激的人肺成纤维细胞的增殖、迁移和分化。

五、不同浓度的 H_2S 对机体的不同效果

应用吸入船舶非金属材料燃烧烟雾大鼠模型对 H_2S 吸入浓度、时间及作用机制进行探索。结果显示，给予吸入 H_2S 气体（H_2S 80ppm、30% 氧气）6h 后，烟雾 +H_2S 组与烟雾组相比，大鼠肺泡结构弥漫性破坏、红细胞漏出及透明膜形成、肺泡间隔增厚、炎症细胞浸润、肺弥漫性充血、水肿、出血、

肺湿干重等病理生理改变明显减轻、氧合指数增高，提示吸入 H_2S 80ppm 6h 可减轻大鼠 SI-ALI，且在吸入 H_2S 80ppm 3h 后病理改变更明显，肺组织匀浆中 MDA、MPO 浓度明显降低。而健康大鼠单纯吸入 H_2S 80ppm 6h 对肺内氧化应激和炎症反应无明显影响。免疫组化提示吸入 H_2S 抑制了 NF-κB p65 的激活，使 iNOS mRNA 的转录合成减少，减少 iNOS 的表达和 NO 的合成，从而减轻氧化应激反应，减轻了大鼠的肺损伤；吸入 H_2S 抑制了烟雾吸入肺损伤时 Nrf2 及 γ-GCSmRNA 的表达，减少 γ-GCS 和 GSH 合成，抑制了机体抗氧化体系的过度激活，从而减少了能量消耗，为机体度过急性损伤期保存了能量。同样在另一项研究中，腹腔注射 1mg/kg NaHS 改善了在肺组织中氧化应激的相关指标（活性氧、髓过氧化物酶和丙二醛）且具有时间依赖性，H_2S 还通过降低基质金属蛋白酶-2 和基质金属蛋白酶-9 的表达来降低炎症反应。而在 1.4μmol/kg 和 7μmol/kg 每天 2 次腹腔注射 NaHS 显著降低了肺中羟脯氨酸和丙二醛（MDA）的含量，但两种剂量的 NaHS 之间没有显著性差异。

六、H_2S 吸入治疗的作用

有研究认为创伤失血 60% 后吸入 300ppm H_2S 20min 可提高大鼠生存率；也有研究提示大鼠胸部钝器伤后吸入 100ppm H_2S 6h 可减少代谢消耗并部分减轻创伤后炎症反应，但没有显示出胸部钝器伤后吸入 H_2S 对肺的保护作用；另有研究提出吸入 80ppm H_2S 6h 导致大鼠肺泡上皮细胞脱落，同时 H_2S 降低基础代谢率的保护作用需要合并低氧。上述研究对 H_2S 吸入治疗的有效性提出了质疑，同时也涉及种属差异和治疗的安全性。

综上所述，虽然吸入 H_2S 在治疗烟雾吸入肺损伤的临床前研究阶段获得积极的治疗效果，但仍然存在临床安全性的问题，如使用剂量、时间、适合人群和疾病等，需要大量动物实验进一步探索。

第六节　其他支持治疗

一、液体复苏管理

通常情况下 ARDS 都需要液体负平衡以利于消除肺水肿，而 SI-ALI 患者常因合并面积不等的烧伤，导致体液大量丢失，此时的液体管理难度进一步增加。应及时进行血流动力学检测。建议采用脉搏轮廓心排血量监测技术、

Vigileo、床旁 B 超、连续性肾脏替代治疗等重症和麻醉技术动态监测与评估血流动力学指标及液体反应性，有助于平衡组织灌注和肺水肿之间的矛盾。SI-ALI 患者液体复苏中可适当增加补液量，在血流动力学稳定的条件下，维持液体负平衡，同时给予甘露醇、山梨醇等溶质性利尿剂，改善肺水肿。在低蛋白血症的吸入性损伤患者中，进行白蛋白等胶体溶液和利尿剂的补充，将有利于液体负平衡并改善氧合。需要综合考虑到受烧伤面积、深度、体质量、吸入性损伤、延迟复苏等多种致伤因素的作用，根据患者具体情况制订个体化补液方案，并依据各项休克监测指标及时调整补液量及补液速度。

二、呼吸道管理

吸入烟雾造成的热损伤和化学物质刺激可能导致急性上呼吸道阻塞。保持呼吸道通畅、及时清理呼吸道、防治呼吸道梗阻是呼吸道管理的重点，必须尽快完成评估和进行紧急处理。当出现上呼吸道水肿时，根据病情严重程度，尽快建立恰当的人工气道方式并持续充分湿化，并尽早完善支气管镜检查以明确呼吸道损伤情况。鼓励患者早日咳嗽、必要时辅助人工排痰技术。可以配合合理的药物雾化治疗改善局部炎症反应，解除支气管痉挛等。

1. 恰当的体位是保持呼吸道通畅、防止呼吸道梗阻的重要方法。对于合并头面颈部烧伤的 SI-ALI 患者，尽可能采取半卧位（30°～45°）或坐位、颈部后体位。早期（一般在伤后 96h 内）未行气管切开 / 气管插管的患者不建议翻身或采取俯卧位。其次，可通过鼓励咳嗽、胸部物理治疗（CPT）、气道吸痰和早期肺康复锻炼等方式改善呼吸道廓清能力。

2. 关注 SI-ALI 患者的病情变化，选择合适的时机和方式，建立人工气道。紧急情况下可经口行气管插管术，不建议经鼻气管插管或行环甲膜穿刺术。非紧急情况下建议行气管切开术，避免行气管插管，防止对气管造成机械性损伤。及时行支气管镜检查，并评估气道情况，根据情况在气管镜直视下吸痰，灌洗，清除异物，留取分泌物细菌培养，合理指导用药。另外，有严重临床症状如胸闷加重、声嘶加重、痰中炭末较多等、合并胸腹外伤、既往有肺部严重基础疾病的患者应早期行预防性气管切开术。

3. SI-ALI 早期局部的炎症反应能够加重呼吸道水肿及支气管痉挛，可配合使用雾化吸入治疗。雾化治疗的目的是减轻呼吸道局部炎症反应、扩张支气管、抗感染、降低痰液黏滞性、促进纤毛活动等。治疗 SI-ALI 雾化吸入的常用药物有：吸入支气管扩张药物，如选择性 β_2 受体激动剂沙丁胺醇、特布他林；抗胆碱能药物，如异丙托溴铵、噻托溴铵；黏液松懈剂，如 N- 乙酰半胱氨酸,利于气道的廓清;吸入性糖皮质激素,如布地奈德等。值得注意的是常用雾化治疗药物会有相互作用及配伍禁忌。虽然,糖皮质激素在治疗 SI-ALI 中可以发挥抗炎、抗氧化应激等作用,但国内外临床前和临床研究对糖皮质激素的使用时间、剂量及疗程等仍存在争议,能否有效减轻肺损伤和改善预后,仍需大量的 RCT 研究进一步探索。不宜常规推荐全身性使用激素,因其有增加感染和应激性溃疡的可能。

三、继发呼吸道感染治疗

烟雾本身的成分可直接导致呼吸道分泌物增加、纤毛功能减弱,同时其中的刺激成分引起支气管血流增加、炎症产生、分泌物清除障碍,致使呼吸道损伤、堵塞、继发肺部感染。

(一)吸入性肺损伤的呼吸道感染

SI-ALI 在发病早期,会导致呼吸道微生物菌群失调。有研究显示,在损伤后 72h $PaO_2/FiO_2 < 300mmHg$ 的患者中,呼吸道定植菌增加(葡萄球菌属的丰度增加了 84%)、低丰度菌富集如黑素普氏杆菌,且与低氧血症的发生密切相关。最近,一项针对吸入性损伤流行病学特征的临床研究发现,在纳入的 226 例患者中有近 50% 的患者存在吸入性损伤后的呼吸道感染。其中在革兰阴性菌感染中检出率居前三位的为鲍曼不动杆菌、铜绿假单胞菌、肺炎克雷伯菌。在革兰阳性菌感染中甲型溶血性链球菌,葡萄球菌检出率居于前二位。真菌感染中最常见的为念珠菌感染和曲霉菌感染。

(二)吸入性肺损伤抗生素的早期应用

早期经验性应用抗生素,可在一定程度上防治肺部感染,而抗生素的正确使用对烧伤的有效治疗至关重要,抗生素的给药时间和剂量仍是巨大挑战,可参考国际烧伤学会(the International Society for Burn Injury,ISBI)抗生素管理来指导抗生素的使用。SI-ALI 合并脓毒症用药之前应进行血、尿、痰微生物培养,在没有确定病原体前应尽快使用广谱强效抗生素,确定病原体后可更换窄谱抗生素,但全身预防性使用抗生素不会降低脓毒症的发生率。Nakano 等在急性肺损伤动物的研究发现,联合应用抗生素可延长合并感染性休克动物的生存时间。SI-ALI 使用机械通气的患者是呼吸机相关性肺炎的高发人群。

因此,SI-ALI 时需警惕继发性肺炎的发生。一旦感染和(或)肺炎发生,早期抗生素治疗对改善患者预后至关重要,推荐早期应用广谱强效抗生素如碳青霉烯类等,以及局部灌洗、药物雾化治疗,不推荐预防性全身应用抗生素。定期行肺内分泌物微生物培养及感染标志物(降钙素原和C反应蛋白等)检测,以指导临床抗感染治疗。另外，随着抗生素暴露的增加甚至滥用，以及机械通气治疗的延长，要警惕多重耐药菌感染的发生。

四、体外膜肺氧合

由于烟雾吸入致 ALI（ARDS）致伤机制的特殊性，可能会存在顽固性低氧血症，救治难度大，因此单独机械通气治疗可能无法满足其氧合要求。体外膜肺氧合（extracorporeal membrane oxygenation, ECMO）通过将静脉血从体内引流到体外，在体外通过人工肺膜进行氧合、二氧化碳排除的方式，能够改善气体交换，迅速改善患者的低氧血症及高碳酸血症。与此同时，由于 ECMO 的辅助呼吸循环功能，进一步减轻呼吸机相关性肺损伤，从而提高了救治成功率。

目前，已有多项回顾性研究提出，ECMO 的使用可以有效降低 SI-ALI、严重 ARDS 患者的发病率和死亡率。最新荟萃分析显示，对于在应用其他干预措施的条件下（如机械通气、药物治疗等）仍未明显改善的患者来说，ECMO 是一种重要的救治方法，且在发病早期（＜7d）、未发生明显器官衰竭的患者中 ECMO 应用的效果最好。

（一）ECMO 对烟雾吸入急性肺损伤的救治作用

1. 研究表明 SI 组和 SI+ 正常通气组在烟雾吸入 4h 平均动脉压下降明显，SI 组在烟雾吸入 4h 的动脉血氧分压明显下降，而 SI+ 正常通气组其氧分压升高，平均动脉压较烟雾吸入组无明显变化；而 SI+ECMO 组烟雾吸入 4h 后动脉血氧分压、平均动脉压与 SI 组相比均明显升高。烟雾吸入肺损伤后，ECMO 治疗组能够获得充足的供氧，使循环得到有效支持。同时 ECMO 治疗组肺组织的生理病理轻微改变，肺组织的硬度、色泽更接近正常组，少见片状出血点，已有多项临床研究证明 ECMO 可降低 SI-ALI 患者的死亡率。对于机械通气及药物治疗仍未明显改善氧合的重症患者，ECMO 是一种重要的救治手段。

2. 临床应用 ECMO 治疗 SI-ALI 患者的适应证可参考其他类型 ARDS 治疗标准：①使用机械通气时间＜7d；②氧合指数＜50mmHg 超过 3h 或氧合指数＜80mmHg 超过 6h；③调整机械通气设置后，动脉血 pH＜7.25 且伴有 $PaCO_2$＞60mmHg 超过 6h。重症及危重 SI-ALI 发生时上机指征和时机应该前移。在一项小范围的回顾性研究肯定了在循环稳定的情况下 VV-ECMO 提高吸入性烧伤患者救治成功率的作用。合并右心衰竭、难治性心源性休克等时可考虑转为 VA-ECMO，而清醒 ECMO 目前在 SI-ALI 中的应用较少，仍需要进一步的临床证据。ECMO 辅助治疗前，应联合多学科专家评估患者病情，对 ECMO 建立时机和模式做出指导建议，实行肺保护性通气策略，降低炎症反应，警惕 ECMO 并发症。

（二）ECMO 辅助治疗烟雾吸入急性肺损伤注意事项

由于 SI-ALI 发生机制的特殊性，ECMO 辅助治疗期间应重点关注机械通气管理、液体容量管理、抗感染治疗，同时也应注意凝血功能管理、血流动力学管理。

1. 为进一步减轻肺损伤，促进肺功能的恢复，应下调机械通气参数：建议在 ECMO 建立初期，在配合镇静剂的使用下推荐控制呼吸频率 ≤ 10 次 / 分、下调氧浓度 30% ~ 50%。推荐目标驱动压 ≤ 14cmH$_2$O，平台压 ≤ 24cmH$_2$O，控制相应潮气量 ≤ 4ml/kg。推荐初始设定呼气末正压 ≥ 10cmH$_2$O 防止肺萎陷。联合使用其他辅助通气方式如俯卧位通气、镇静、镇痛药及肌松药，在减轻肺损伤发生发展的同时，可加速静脉体外膜肺氧合（VV-ECMO）的撤离。应用 ECMO 治疗时，应严格管理"保护性肺通气策略"，以减少呼吸机相关性肺损伤。目前，针对使用 ECMO 保护性机械通气模式流量管理仍存在争议。Araos J 等提出，在发生严重 ARDS 时，与常规保护性通气策略相比，近窒息通气可有效减低肺损伤，阻止早期纤维增生。但新模式的选择仍需要大量临床试验来得到进一步的证据支持。

2. 与其他病因所引起的 ARDS 相比，SI-ALI 在应用 ECMO 辅助治疗时，发生感染的概率更大，且不单局限于肺部感染。由于炎症风暴，氧化应激机制的激活，更应警惕血行感染的发生。因此应规范 ECMO 护理，做好院内感染的防控，必要时及时进行血培养。目前，对于吸入性烧伤患者抗生素的应用仍存在争议，国外一项回顾性研究认为，尽管 ECMO 期间的感染是必须预防的严重并发症，但没有很好的证据支持大多数患者常规使用预防性抗生素。同时在发生严重感染时，在抗生素选择上应考虑 ECMO 对抗生素药代动力学的影响。

3. 由于吸入性烧伤在治疗开始时会接受大量的液体复苏，因此更容易存在液体容量超负荷。在这种条件下，发生急性肺水肿、肺炎及心力衰竭的风险很高，所以 ECMO 可以成为液体复苏的救命桥梁。在使用 ECMO 时，应更严格限制液体入量，控制 ECMO 的容量循环。近期，一项小范围的回顾性研究肯定了 VV-ECMO 在吸入性烧伤患者中的作用，可以明显提高救治成功率。推荐在循环稳定的前提下，应用 VV-ECMO 维持液体平衡，有利于减轻呼吸机相关性肺损伤，改善患者预后。

4. ECMO 辅助治疗通气时多采取肝素抗凝，治疗过程中需严密监测患者的凝血功能，以防止发生血栓栓塞与出血。前期笔者团队证明了在 SI-ALI 时存在局部及全身促凝（抗凝）系统的激活，表现为多种促凝因子及抗凝因子的消耗，在重症患者中肺内 TM 下调。因此，在 SI-ALI 使用辅助治疗时，更应该警惕血栓和出血。要严格监测抗凝、促凝指标，必要时及时调整肝素的剂量，适当补充凝血物质。推荐首次给予肝素 100U/kg，使得活化凝血时间（ACT）维持在 140 ～ 220s，保持血小板数目 $\geqslant 50 \times 10^9/L$。

（三）ECMO 使用时长与预后

既往文献指出，延长 ECMO 的使用时间可增加感染的风险和病死率。国外一项针对 83 例烧伤患者的回顾性研究认为，严重烧伤患者应用 ECMO 治疗 90d 存活率仅为 28%。因此，在肺部原发病、肺功能及影像学情况改善，在保护性机械通气的情况下维持氧合满意、血气分析基本稳定的条件下，ECMO 应尽早撤离。参考不同情况下应用 ECMO 的专家共识，推荐在 SI-ALI 患者中 VV-ECMO 撤机标准如下。

1. 肺部原发病、肺功能及影像学等情况改善。

2. 机械通气：吸入氧浓度 < 50%，潮气量 6 ～ 8ml/kg，气道峰压 < 30cmH_2O、气道平台压 < 25cmH_2O，呼气末正压 ≤ 10cmH_2O，维持氧合满意。

3. 血气分析二氧化碳清除能力、氧合指数及内环境稳定。

（四）影响 ECMO 结局的因素

虽然目前多项研究显示，ECMO 辅助治疗可以提高严重 ARDS 患者的生存率，但是由于 ECMO 具有创伤性及 SI-ALI 所致的一系列特殊的病理生理功能的紊乱，须警惕治疗开始前后影响 ECMO 结局的因素。国内外研究表明，在运行前，年龄、高乳酸水平、氧合指数、机械通气时长、肺的顺应性、驱动压及血管升压药的使用均是影响死亡率的重要因素。在运行中，应警惕 ECMO 相关并发症，如急性肾衰竭、颅内出血、感染、血栓等。一项针对烧伤患者的 RCT 研究结果显示，烟雾吸入肺损伤发生 ECMO 相关并发症的风险与其他疾病相比不能完全等同，且更容易发生肾衰竭。因此，在 SI-ALI 患者应用 ECMO 辅助治疗时，应及时在治疗前和治疗过程中评估 ECMO 相关并发症的发生风险。

（五）注意监测实验室指标

值得注意的是，对 SI-ALI 患者行 ECMO 的治疗过程会激活免疫炎症反应、增加输液量引起的水肿可最终导致肾功能障碍的发生。需及时监测实验室指标，如炎症因子（IL-6、IL-10）、活化凝血时间（ACT）、活化部分凝血活酶时间（APTT）等，严格控制液体出入量，警惕肾功能不全的发生，以期提高 ECMO 的救治成功率。

综上所述，推荐对药物及机械通气治疗后仍无效的重症 SI-ALI 患者参考相关适应证标准，及时尽早应用 VV-ECMO 或 VA-ECMO 辅助机械通气治疗。在治疗前和治疗过程中评估 ECMO 相关并发症的风险，及时监测相关实验室指标，尽早撤离 ECMO。

五、连续性肾脏替代治疗

连续性肾脏替代治疗（continuous renal replacement therapy, CRRT）是一种连续性的动、静脉血液滤过方法。由于 CRRT 通常在 8h 以上，使肾脏持续排毒，此方法更接近正常机体生理功能，对毒素的清除更加有效。此外，CRRT 能够逐渐地、连续性地纠正患者的代谢紊乱，清除体内炎性介质，最终实现患者内环境的平衡，因此 CRRT 不仅可以应用到肾脏疾病中，还应用到 ARDS 和 MODS 等危重病中。

（一）探索 CRRT 对 SI-ALI 的救治作用

Chung KK 等的一项回顾性研究认为，对于吸入性烧伤所致 ARDS 的患者，单独应用 CRRT 治疗 24h 内可明显改善氧合、减少升压药的使用。CRRT 组显著降低 28d 死亡率、住院死亡率。

将新西兰兔分为正常组、SI 组和 SI+CRRT 组，SI 组烟雾吸入致伤后不予以治疗处理，SI+CRRT 组致伤后均予以 CRRT 治疗。结果显示烟雾吸入后兔动脉血氧分压下降，病理表现为双肺颜色变深呈弥漫性损伤改变，出现散在出血点，湿干比升高，检验示血肌酐、尿素氮、TNF-α 和 IL-6 均升高；而 CRRT 组血肌酐、尿素氮、TNF-α 和 IL-6 均较 SI 组明显下降，且生存时间延长，肺组织病理显示弥漫性损伤程度部分减轻。进一步研究证明了 CRRT 可明显改善 SI-ALI 时的炎症反应，保护肺组织，减少肺组织的损伤。在重症 SI-ALI，特别是伴有肾功能损伤的患者中是可行的治疗方案。

（二）ECMO 与 CRRT 的联合使用

（1）ECMO 与 CRRT 的联合使用，不仅能降低 SI-ALI 的炎症相关反应，还可以降低 ECMO 相关的炎症风险。在犬 ARDS 模型中证实，与单独应用 ECMO 相比较，ECMO+CRRT 在早期 2～4h 和 1～2h 血液中炎症因子 IL-6、TNF-α 明显下降，证实能够有效降低早期 ECMO 相关性炎症反应，但有一定的时间窗（≤4h）。

（2）CRRT 在肾功能不全患者中的应用得到肯定，由于其作用缓慢、连续，因此能够发挥非常有效的代谢清除和液体过滤作用，将血流动力学损害降至最低。由于 SI-ALI 致病的特殊性，联合 ECMO 与 CRRT 使用，不但可以有效防止 ECMO 运行所致的一过性急性肾损伤，改善肾功能，也能降低过多的容量负荷，纠正电解质紊乱。

（3）对于烧伤引起的急性肾损伤的 ARDS 患者，联合 ECMO 与 CRRT 治疗可显著提高救治成功率。而对于肾功能正常的 ARDS 患者，研究表明，与单独接受 ECMO 或 CRRT 治疗的患者相比，联合 ECMO 和 CRRT 治疗，其病死率的差异无统计学意义。

（4）与未接受 CRRT 的患者相比，ECMO 与 CRRT 联合应用死亡率更高，ICU 住院时间更长，发生并发症的风险更大。此外，研究显示在 ECMO 应用下，CRRT 持续时间越长，3 个月生存率越低，病死率随 CRRT 时间的延长而增加。与其他原因所致的 ARDS 相比，SI-ALI 患者发生 ECMO 相关肾衰竭的概率更高。对于 CRRT 的最佳治疗及终止时机、治疗模式及治疗剂量等，尚有待进一步研究。

CRRT 不仅可以排出肌酐、尿素等全身毒性物质，还可去除全身炎性介质，并能根据伤情需要调节血液循环中的体液量，维持水、电解质平衡。因此，对于全身炎症反应重，合并 SI-ALI 并发症或在联合 ECMO 治疗中出现急性肾功能不全者，推荐联合 ECMO 和 CRRT 辅助治疗。

六、营养治疗

严重 SI-ALI 患者的营养支持是辅助治疗的重要部分，也是影响预后的关键。对于 SI-ALI 患者来说，缺血缺氧、失控的炎症反应及合并不同程度的烧伤带来的应激刺激可导致机体代谢模式发生剧烈变化，使患者处于高代谢状态，营养物质的合成和分解代谢及在体内的转化和利用存在障碍，加速疾病进程。

对于危重症患者，临床营养的理念近年来不断更新，从"营养支持"到"营养治疗"的变化，临床营养的作用已由当初的单纯补充营养转变为通过合理、有效地提供营养底物、选择正确的途径和时机，调节机体代谢过程，维护机体重要器官功能，从而提高患者的救治成功率。因此，给予 SI-ALI 患者合理、恰当、个体化的营养治疗方案是辅助治疗的关键。

（一）国内外相关营养治疗

参考国内外营养已发布的明确指导意见的国际 [美国危重症协会（Society of Critical Care Medicine, SCCM) 与美国肠外肠内营养协会（American

Society for Parenteral and Enteral Nutrition, ASPEN, 2016）、欧洲肠外肠内营养协会（European Society for Parenteral and Enteral Nutrition, ESPEN, 2018）、国际烧伤协会（the International Society for Burn Injury, ISBI, 2016、2018）、中华医学会等］指南建议，结合在呼吸危重症治疗中所关注的营养问题如糖脂比、液体限量等，根据病情严重程度分级及不同的分期，从营养风险筛查、营养评定、营养干预等方面做出指导建议，以期为烟雾吸入肺损伤的营养治疗提供新思路，减少并发症、缩短住院时间、提高患者生存率。

（二）SI-ALI 患者入院营养风险筛查

SI-ALI 患者入院后首先应给予营养风险筛查，对患者的营养状态进行有效的识别和判断。

1. 推荐使用营养风险筛查 2002（NRS-2002）评分表或危重症营养风险（NUTRIC）评分表。评估后高营养风险患者［NRS-2002 ≥ 5 分或 NUTRIC 评分≥ 6 分（不考虑 IL-6 时≥ 5 分）］、合并 ARDS 患者、中重度吸入性损伤患者均应尽早进行营养干预。尽早对 SI-ALI 患者进行肠内营养补充，既能使胃肠功能得到恢复，又能使胰岛素释放，恢复创伤应激后代谢内环境。

2. 重症患者需及时监测血流动力学，以评估是否存在血流动力学障碍。血流动力学稳定的患者，推荐在 24 ～ 48h 开始早期。血流动力学不稳定的患者，先确保血流动力学稳定，之后及时给予低剂量肠内营养（EN），同时监测胃肠道情况，避免并发症的发生。

（三）SI-ALI 患者营养治疗

SI-ALI 患者营养治疗的重要目标是准确、恰当地补充能量和蛋白。在烟雾吸入肺损伤患者中，合理的能量供给能适度降低应激反应产生的高代谢状态。

1. 能量需求可采用以下烧伤营养公式估算：热量需要量（kJ/d）=4.184×（1000× 体表面积 +25× 烧伤总面积），体表面积（m²）=（身高 – 0.6）×1.5。有条件允许的情况下，可采用间接测热法进行精确测量。

2. 在国外一些指南中指出，在危重症患者的急性应激期（如脓毒症、脓毒性休克、ARDS），可采用低热量方案，待应激与代谢状态稳定后，能量供给可逐渐恢复正常。

3. 研究表明，与总能量供给相比，高蛋白质摄入与危重症患者临床结局改善的关系更加密切，蛋白质摄入≥ 1.2g/（kg·d）可降低 ICU 患者病死率，缩短住院总时间。但高蛋白营养支持可能使 SI-ALI 患者肝、肾负担加重。推荐用于肝功能正常的患者，蛋白质补充参考量为 1.5 ～ 2.0g/（kg·d）。

（四）SI-ALI 患者代谢紊乱

1. SI-ALI（ARDS）患者引起的高代谢紊乱实际上是糖 – 脂 – 蛋白质物质（能量代谢）紊乱。合理补充其他营养素，调配好营养素配比，对减轻蛋白消耗具有重要作用。补充脂肪时，需防止脂肪酸的缺失，以减少体内蛋白质消耗，同时给予脂溶性维生素，脂肪补充量可参考 3 ～ 4g/（kg·d），且脂肪热量不宜超过总热量的 30%。

2. SI-ALI 早期的氧化应激反应会降低胰岛素的敏感性，伴随着应激激素和炎症因子的升高，会引发严重且难以控制的高血糖，且糖代谢异常的发生早于脂代谢异常。Chang MW 等前瞻性研究发现，改善烧伤后胰岛素敏感性和控制机体高血糖对促进烧伤创面修复、有效避免烧伤相关严重并发症及降低远期病死率有利。因此，需要更加关注血糖的变化，控制血糖。建议静脉输入葡萄糖时不超过 5mg/（kg·min），控制血糖在 8 ～ 10mmol/L。

3. 烧伤后补充维生素及微量元素可调节机体免疫功能，促进创面愈合，降低烧伤患者的病死率。摄入维生素 B_1 有利于乳酸和丙酮酸代谢。在烧伤患者中，增加维生素 C 和维生素 E 非常重要，一般增加日摄入量的 1.5 ～ 3 倍，以减少氧化应激反应，有利于创面的愈合。目前针对危重症患者，维生素 C 在使用剂量上仍存在争议，但基于最新系统评价荟萃分析认为：与安慰剂或小剂量维生素 C［50mg/（kg·d）］相比，72 ～ 96h 大剂量单药静脉给予维生素 C 可能减少脓毒症或 ARDS 患者的 28d 死亡率。另外，可适当补充维生素 D。

4. 在 SI-ALI 患者中，铜、硒、锌 3 种微量元素会随着创面渗出而大量流失，早期补充微量元素可减少脂质过氧化反应，改善抗氧化反应，防止感染性疾病的发生。虽然营养治疗的基础在于营养素和能量的及时补充，但是必须注意到一些特殊营养素如谷氨酰胺、精氨酸、Omega-3 多不饱和脂肪酸在 SI-ALI 患者中的重要作用。谷氨酰胺可以起到维护肠黏膜屏障、抑制蛋白质分解、减轻氧化反应、减少炎症介质释放、促进蛋白合成及维护机体酸碱平衡等作用，在营养治疗中的作用不可忽视。

（五）特殊营养素的适应证

近年来，国内烧伤专家普遍认为特殊营养素如谷氨酰胺使用时应严格把握适应证。

（1）对于存在吸入性烧伤患者、烧伤面积 20% ～ 70% 的中、重度烧伤，或烧伤指数 10 ～ 50 的患者应给予谷氨酰胺。但当患者出现多脏器功能障碍（MODS）或发生脓毒症时应禁用谷氨酰胺。

（2）相同剂量的谷氨酰胺在维护肠黏膜屏障、降低高代谢等方面，经肠道补充优于经静脉补充。Omega-3多不饱和脂肪酸可通过改变脂代谢产物来改善机体免疫功能。但Omega-3多不饱和脂肪酸是否能改善严重肺部疾病患者的预后，仍存在很大争议，需进一步研究。

（3）在应激状态下，体内精氨酸是不可缺少的氨基酸，其参与蛋白质合成，还影响应激后的蛋白质代谢。但有研究指出，精氨酸的治疗有增加病死率的风险。国外指南对精氨酸的使用不做推荐。因此，不推荐常规应用Omega-3多不饱和脂肪酸和精氨酸。推荐根据病情严重程度应用谷氨酰胺。

综上所述，对于烟雾吸入肺损伤患者，先判断疾病的严重程度，评估营养治疗风险。对于血流动力学稳定的患者，推荐在24～48h开始给予早期EN；血流动力学不稳定的患者，建议待血流动力学稳定后尽早低剂量开始给予EN，逐渐达到目标喂养量。参考相关公式，及时准确地供给能量、适量的蛋白质和脂肪酸。维生素和微量元素应及时补充。对于特殊营养素如谷氨酰胺用于SI-ALI患者时需严格把控适应证。

第八章 烟雾吸入性急性呼吸窘迫综合征的护理

一、严密观察病情

吸入性损伤患者烧伤后，患者出现呼吸困难的发生、发展会有两个明显高峰期，其中 12h 内为首个高峰期，24 ～ 72h 为第二个高峰期。

判断吸入性损伤进展的重要指标一般包括头面部肿胀程度、声音嘶哑、呼吸频率等，对有上述情况的患者，应怀疑是否有吸入性损伤。在伤后 72h 内，必须重点观察患者呼吸频率和形态，经常与患者交谈，注意有无声嘶、吞咽困难、刺激性咳嗽等。对已行气管切开手术患者，重点关注呼吸情况、缺氧症状有无改善及呼吸道分泌物的量及性质等。同时准备好一切抢救器材，做好抢救准备。

二、严格消毒隔离

必要时安置于单间病房给予保护性隔离，以降低呼吸道及肺部感染发生率。烧伤患者的气管黏膜及肺组织有水肿、出血和溃烂的情况，因此特别容易发生感染。保持室温在 25 ～ 26℃，相对湿度在 50% ～ 60%。用含氯消毒剂擦拭地面及高频接触物表每天 2 次，空气消毒及开窗通风每天 2 次，严格执行无菌操作及手卫生。尽量减少侵入性操作，物品专人管理，专人专用，定时消毒，严格限制病室内医务人员，禁止家属室内探视，防止交叉感染。

三、气管镜检查护理

给患者行气管镜下检查、治疗（每 1 ～ 2 天 1 次），操作前需准备好所有物品及药品，气管镜应当经气管切开，通过套管进入气管及支气管内，机械通气必须暂停，控制好时间，尽快结束操作，同时严密观察患者呼吸频率、心率及血氧饱和度，发现异常及时报告、处置。一般在第 3 ～ 20 天，吸入性损伤患者进入呼吸道黏膜坏死、脱落期，应及时吸出坏死、脱落黏膜，清除口鼻分泌物，防止呼吸道堵塞。肺内灌洗是目前治疗吸入性损伤的重要措施，能较彻底地气道清除，保持呼吸道通畅、防止肺不张，有效防治肺部感染，故必要时可对患者进行灌洗。

四、机械通气的护理

烟雾吸入肺损伤热应激会引起上皮细胞脱落、呼吸道黏膜受损，血管通透性升高致呼吸道大量分泌物产生，因此及早呼吸道开放、机械通气辅助呼吸是纠正严重低氧血症、防止气道梗阻的有效方法。

（一）人工气道的护理

护理人员要特别注意，若患者处于水肿的发展时期，则要防止非计划性拔管的发生，要关注气管插管的固定松紧程度或患者气管切开是否适合。由于患者颈部创面肿胀，系带松紧度应合适，通常以容纳一横指为宜。不同时期应密切关注颈部固定带的松紧，如在烧伤早期，由于患者颈部肿胀，固定带不宜过紧；当颈部肿胀逐渐减轻后，由于固定带过松，应时刻关注套管是否移位、脱出，若有则及时调整。

由于临床护理不规范造成的气管切开伤口感染时有发生，因为气管切开患者呼吸道分泌物及周围皮肤通常会成为气管切开伤口的感染源，是诱发呼吸道感染的重要因素之一。因此，规范的气管切开伤口护理对人工气道治疗效果非常重要。气管切开术伤口必须保持清洁和干燥，以防止切口感染，气管切开处敷料更换每日2次，分泌物较多的患者需要频繁更换敷料以保持皮肤干燥，防止组织浸渍和皮肤破损。一项通过对普通纱布、水胶体敷料、泡沫敷料衬垫进行的干预研究，对比观察了3种敷料预防气管切开颈部皮肤损伤的临床效果，泡沫敷料衬垫较好，但经济成本较高。我国多使用普通无菌纱布进行气管切开换药的材料，国外多推荐水胶体敷料，因此可根据结合临床症状及费用进行敷料的选择。

（二）呼吸道湿化

目前认为分泌物阻塞呼吸道导致窒息是烟雾吸入肺损伤最直接的死亡原因之一。加强呼吸道的湿化，雾化吸入布地奈德混悬液、硫酸特布他林、氨溴索注射液等，以降低痰痂的形成。人工气道的建立会导致患者鼻咽部一些功能如加温加湿功能消失，致使呼吸道内水分和热量不断丢失，这时必须保证充分的加温加湿才能维持呼吸道黏膜 – 纤毛系统正常生理功能。美国AARC临床实践指南建议，所有进行人工气道机械通气的患者都需要加湿，加湿时，湿化水平一般在 33 ～ 44mg /L。临床上采用一次性含加热导丝的呼吸机管路，可以将吸气管路内进一步加热、蒸发，减少管路内冷凝水的形成，当气体到达Y形接头时，气体温度达40℃、绝对湿度为44mg/L，当气体经过延长管时，会因其内无加热丝加温而降低3℃，当运输气体达到气管切开导管内时又恢复到 37℃、相对湿度为 100%，绝对湿度为 44mg/L，起到加强呼吸道湿化的目的。

（三）呼吸道廓清技术

机械通气的患者由于会厌失去功能、咳嗽反射受限，加之呼吸道烧伤患者口鼻腔黏膜及支气管内纤毛功能受损，使呼吸道分泌物增多且不能有效排痰，故气道廓清技术对患者尤为重要。清醒能配合的患者鼓励其有效咳嗽，采取坐位、半卧位，一手扶胸部，另一手放于腹部，先深吸气，憋气数秒，再稍用力咳嗽。不能自行排痰的患者可以进行翻身，以此来改变体位，再由下至上叩击背部，注意叩击时五指并拢，掌心空虚，每 4 小时 1 次，每次 10 ～ 15min。另外可通过振肺排痰仪、机械性吸 – 呼气排痰技术等物理方法促使痰液的松动及清除。

人工气道分泌物不宜按时吸引，应按需吸引，吸痰动作要轻柔，有以下指征时需进行吸痰：①床旁听到呼吸道痰鸣音或听诊呼吸道内有明显的粗啰音；②容量控制的吸气峰压增高或压力控制的潮气量降低；③氧饱和度下降、血氧分压下降；④出现频繁呛咳或呼吸窘迫综合征时，吸痰时负压控制在 30kPa 以下，吸痰前后予以高浓度吸氧 3 ～ 5min，每次吸痰不宜超过 15s。吸痰过程若观察到心率或脉搏下降超过 20 次 / 分、血氧饱和度下降至 90% 以下，应立即停止操作。密切观察痰液性状，若痰液中出现脱落的黏膜，应预防由黏膜阻塞呼吸道而导致的窒息；床旁随时准备吸痰装置及纤维支气管镜；在患者咳嗽、变换体位时密切观察，当突然出现呼吸困难时应立即嘱患者用力咳嗽，并清理呼吸道，保持呼吸道通畅。

（四）气囊的管理

《人工气道气囊的管理专家共识》中推荐气囊充气后压力维持在 25 ～ 30cmH$_2$O，以减轻对气管黏膜的损伤。每次测量时充气压力宜高于理想值 2cmH$_2$O，每隔 6 ～ 8h 需要手动测量气囊压力 1 次，患者翻身、鼻饲前后、换药及活动后立即使用气囊压力表监测气囊压力，测量的同时应及时清理测压管内的积水。使用高容低压气囊且带声门下吸痰装置，推荐行间断声门下吸引，以降低 VAP 的发生。对行气管切开术后暂不进行机械通气的患者，可在术后 3 ～ 6h 依据情况抽出气囊内气体来减轻对气管局部的损伤，以及减少瘢痕形成所导致的呼吸道狭窄。

（五）其他预防 VAP 的护理

合并吸入性损伤的机械通气患者是呼吸机相关性肺炎的高发人群，除重视烧伤创面感染外，还应高度重视肺部感染的预防，要做好以下几方面。

（1）床头抬高 30° ～ 45° 。

（2）医护人员严格执行手卫生。

（3）口腔护理：人工气道的存在为口咽部定植菌进入下呼吸道提供了机会，增加了患者肺部感染的发生率，有效的口腔护理可以减少医院肺炎的发生。一般每 6 ～ 8 小时使用含氯己定的漱口水清洁口腔，同时观察口腔黏膜有无乳白色斑点及斑块状假膜，给予 2.5% 碳酸氢钠溶液冲洗口腔每 8 小时 1 次。

（4）使用一次性呼吸机管路并每周更换，当管路污染和破损时应立即更换；若痰培养结果为耐药菌定植或感染时，机械通气患者的呼吸回路应调整为每 48 小时更换 1 次；储水瓶应及时倒空以防止管路积水逆流，有效预防呼吸机相关性肺炎的发生。

五、ECMO 护理

ECMO 治疗期间采用保护性通气肺复张策略，尽量减少机械通气参数设置，降低机械性肺损伤。体外膜肺的管路须妥善固定，连接时应排列清楚，避免打折，用红蓝箭头来代表血流方向，贴于管路上便于应急管理。医师置管后在穿刺处缝皮，标记置管刻度，充分消毒后使用美敷覆盖穿刺伤口，在床栏处将 ECMO 管道固定两次，注意固定点要与机器和患者穿刺点保持一定距离，以不影响患者翻身为宜。护士在每天对穿刺部位换药时，必须认真检查导管的位置，同时测量导管外露的长度和固定情况，防止脱管的发生。患者更换体位前，先检查导管固定情况，再由 3 ～ 5 名护士协作进行轴性翻身，并注意保护管路，防止其脱出。以上所有操作均应严格遵守无菌原则。

六、皮肤护理

烟雾吸入性损伤常伴有面部烧伤，面部有较多的神经、血管及淋巴管，这也使得该部位皮肤烧伤后产生较多分泌物，进而易引发创面感染，水肿也更为严重。每日护理非常重要，先用 0.9% 生理盐水清创，擦干后涂抹药膏，创面大多采用暴露疗法，每 6 小时涂药 1 次，保持创面清洁、干燥。

重度烧伤患者身体大面积皮肤缺损且创面潮湿，局部抵抗力下降，若并发卧床压力性损伤，可引起病情加重、创面感染等；重度烧伤患者创面覆盖程度较广，日常活动受限，加之创面灼伤引起血液循环障碍，易并发卧床压力性损伤，导致创面恶化，增加治愈难度。故应提高临床护士的皮肤风险管理意识，采取预见性护理，使用皮肤保护膜保护皮肤不受潮，使用翻身枕、硅胶泡沫敷料和足跟悬空等减少局部皮肤受压，以降低压力性损伤的发生率。

七、加强营养

肠内营养有利于改善肠神经系统功能，减轻烧伤后肠道损害、降低烧伤后高代谢反应，是重度烧伤患者较好的营养补给方式。营养治疗是创面愈合的基础，从休克期开始直至康复期结束。国际烧伤学会（ISBI）指南建议在急性恢复期应提供营养支持，肠内营养支持优先于肠外营养支持。烧伤总面积＞20%的患者应给予高蛋白饮食，以提供足够的热量。欧洲肠外肠内营养学会（ESPEN）针对烧伤营养治疗制定了推荐建议，包括早期肠内营养；成人蛋白需求 $1.5 \sim 2.0\mathrm{g/(kg \cdot d)}$，儿童 $3\mathrm{g/(kg \cdot d)}$；限制葡萄糖能量提供，最多占 55%，血糖控制在 8mmol/L 以内；早期补充相关微量元素和维生素。有肠道功能存在的患者于伤后 $4 \sim 24\mathrm{h}$ 开始实施肠内营养，方式以鼻胃管管饲为主，使用胃肠饲养泵持续泵入，先应用短肽制剂再过渡到整蛋白制剂。控制输注的量和速度，从低浓度、慢速度、小剂量开始，速度 $20 \sim 40\mathrm{ml/h}$ 至维持滴速 $100 \sim 120\mathrm{ml/h}$，最后逐步转变为口服营养，但应少食多餐，注意观察患者状态，记录大便情况，防止肠胃功能紊乱。

ICU 烧伤患者的身体功能往往处于应激状态。因此，进行营养输注过程中易出现应激性消化道出血。护士需要密切关注患者的出血量。出血量在100ml 以上时需要立即禁止进食，并记录出血的量、颜色、性质，及时告知医师。密切观察患者腹部及胃排空情况和排便性状、量，有无出现呛咳、误吸、呕吐等，定时检测胃内残余量，在持续输注过程中每 4 小时抽吸 1 次胃内残余量，大于 200ml 时要减慢速度或暂停输注。若患者突然出现呼吸急促、呛咳，咳出物类似营养液时，应考虑有喂养管移位致误吸的可能，应立即停止输注，并及时报告医师。

八、用药护理

（一）糖皮质激素

糖皮质激素是常用的抗感染药物，能对抗化学、物理、生物、免疫等因素引起的炎症反应，烟雾吸入后可引起细胞因子释放，从而产生炎症反应。烟雾吸入肺损伤患者肺毛细血管通透性增加，是肺水肿的主要原因。早期、短程、足量应用糖皮质激素对于减轻肺水肿尤为关键，对防止病情进展起着重要作用。长期应用糖皮质激素可能诱发感染或加重感染，容易引起体内感染灶复燃。在临床应用中，还要警惕糖皮质激素对心血管系统、消化系统的其他不良反应。

（二）抗生素

烟雾吸入肺损伤会引起呼吸道内大量分泌物产生，进一步加重气道阻塞，产生继发感染，因此早期经验性适量应用抗生素可防止继发感染，但之后应根据痰培养病原菌药敏结果合理使用抗生素。每种抗生素都有其各自的半衰期，即适宜的给药时间，护士要明确并认真遵照抗生素的给药时间，保证其应有的疗效、减少肾脏毒性反应。在输注时应注意配伍禁忌，常规输注外周静脉，不与中心静脉的血管活性药物共用输液通道。另外要严密观察抗生素使用过程中的不良反应，如过敏反应、毒性反应、菌群失调，并注意患者的大小便情况、口腔黏膜情况，及时识别问题并及早干预。

尽量减少串联静脉输液，根据患者病情需要选择合适的中心静脉导管，如需输注3种以上药物或特殊药物时应建立静脉多通道，防止发生浑浊、降解、失效等情况。合理安排静脉用药顺序。关注药物禁忌证，对存在用药禁忌的药物应间隔开，并用生理盐水或 5% 葡萄糖注射液冲洗管道，严格按照规定用药时间使用甘露醇、抗生素、呋塞米、白蛋白等。

高通透性肺水肿是 ARDS 的主要生理特征，在保证组织灌注的前提下，应适当限制液体摄入速度和量，有助于改善 ARDS 的肺部损伤症状。应使用稳定的泵速，24h 平稳泵入，以减轻心、肺的压力。静脉输注血管活性药时，应实时监控患者的血压、心率、尿量、四肢温度等生命体征。

第九章　烟雾吸入肺损伤预后

在烟雾吸入过程中，有害物质首先进入肺，很多化学毒物就是通过肺丰富的血液循环吸收进入人体的，进而造成多系统性损伤。气管镜下可见到黏膜缺血和坏死，第 5 天左右开始出现上皮脱屑、坏死和糜烂，第 9 ~ 10 天出现红斑及无菌性分泌物。在严重烧伤的患者中，约有 1/3 伴有吸入性肺损伤，通常此类患者起病急，氧合障碍严重，病情进展快，死亡率高。头面部烧伤患者发生肺损伤的概率更大，并且出现更高的死亡率，是单纯皮肤烧伤患者的 2 倍（总死亡率 13.9% ~ 27.6%）。在度过急性期后，患者往往出现不同程度的肺活量下降、通气或换气功能的障碍，如果吸入损伤程度较轻，可能会出现持续性气流受限及非特异性气道高反应性。较少见的病例可能出现闭塞性细支气管炎、支气管扩张症或隐源性机化性肺炎。

一、不同烟雾成分导致的预后差异

水溶性毒物如氯、氯胺、盐酸等造成损伤的后果取决于其可溶性，毒物浓度的大小决定了从黏膜刺激症状到弥漫性肺泡损伤等不同的临床结局，频繁吸入也可能导致持续的气道高反应性。长期低浓度吸入污染环境的工业废气，是我国 COPD 等疾病非常重要的诱因。氮氧化合物、二氧化硫以及硝酸、硫酸、甲酸等形成的酸雾均可以导致强烈刺激症状和黏膜损伤，在临床上表现为肺水肿、中毒性肺炎、自发性气胸、闭塞性细支气管炎、高铁蛋白血症、皮下气肿及纵隔气肿等，糖皮质激素可能改善此类损伤的预后。毒性金属如汞、镉等的烟尘或蒸汽导致的急性中毒性肺炎严重程度最重要的因素是吸入的浓度，因金属对于细胞内酶及其他功能的强烈抑制作用，螯合剂对于此类情况并无明显的疗效，吸入较高浓度往往造成无法逆转的损伤。

二、烟雾吸入肺损伤预后

面部、颈部、胸部烧伤导致的水肿也影响通气与换气功能，肺泡渗出和气道梗阻会导致肺顺应性下降及气道阻力增加，进一步影响气体交换，并诱发肺炎和 ARDS，其预后与吸入烟雾的成分、浓度大小、水溶性高低、暴露时间长短、烧伤程度密切相关。通常低水溶性气体对于上呼吸道刺激性较弱，不易察觉，发病具有一定潜伏期，只有吸入量较多而且大量沉积于下呼吸道时才出现严重的临床表现。血浆 COHb、呼吸道中性粒细胞增多、细胞因子释放也与烟雾吸入性损伤的严重程度相关。PaO_2/FiO_2 是判断烟雾吸入性损伤预后和严重程度的良好指标。对于严重烧伤患者，全身炎症反应综合征出现较早，并持续到烧伤创面完全闭合。从入院到发病再到 ARDS 第 3 天血浆促炎细胞因子水平较高且受烧伤程度的影响，血清中 TNF-α、IL-1β、IL-6 等细胞因子的升高是不良预后的预测因素。然而，血浆细胞因子水平与严重程度或死亡率之间没有关系。血浆促炎细胞因子在烧伤后 ARDS 患者预后中的作用有待进一步研究。

三、ARDS 预后

研究发现，烟雾吸入患者发展成 ARDS 的多达 61%，其中 33.2% 患者需要机械通气，相关死亡率为 32.6%，38% ~ 60% 的患者可发生气压性创伤、支气管扩张、闭塞性毛细支气管炎等各种并发症。在烟雾吸入性损伤 3 ~ 10d 后，死亡率可高达 60%。ARDS 的严重程度与患者机械通气持续时间和死亡率密切相关，中度和重度 ARDS 是死亡的重要独立预测因子，其死亡概率分别增加了 4 倍和 9 倍。此类患者的最佳通气策略缺乏共识，不清楚常规的肺保护性通气策略能否获益，应用机械通气与发生机械通气相关性肺损伤（ventilation-associated lung injury，VALI）之间的关系也尚待确定。动物实验证实间充质干细胞（mesenchymal stem cell，MSC）、低流量体外生命支持（extracorporeal life support，ECLS）可以作为烟雾吸入损伤和烧伤引起的 ARDS 的辅助治疗。烟雾吸入性肺损伤患者在造成吸入性损伤后 2 年的慢性期间，采用有氧运动和抗阻性运动的肺康复（pulmonary rehabilitation，PR）方案，可以改善咳嗽峰流速（peak cough flow，PCF）、最大吸气压力（maximal inspiratory pressure，MIP）、一氧化碳弥散率（diffusing capacity for carbon monoxide，DLCO）和膈动力（diaphragmatic mobility，DM）。

第十章　烟雾吸入致肺损伤的实验研究

第一节　动物模型

吸入性损伤可以导致各种急性和慢性肺部疾病，是火灾相关死亡的主要原因。为了寻找高效的治疗手段和验证当前治疗方法，研究人员在不同类别的烟雾吸入动物模型中进行了探索，其中包括小型动物和大型动物。这些模型使人们对烟雾吸入性损伤机制、发病机制、病理生理学及新疗法的发展有了更好的理解。然而，没有一个动物模型能完全反映人类的肺部及其病理状况。在模拟人类烟雾吸入性损伤相关的复杂临床条件方面，所有的动物模型都存在一定的局限性。因此，为了正确解释结果和避免偏差，准确理解不同动物物种与人类的肺及肺损伤的异同至关重要。

在肺部疾病研究中，特别是针对烟雾吸入性损伤，国内外研究人员采用了大、小动物的模型，包括小鼠、大鼠、豚鼠、兔、犬、绵羊、猪和猴。动物的选择参考了每种动物呼吸道特有的解剖结构、参与的重要生理生化反应、病理生理特点，以及特殊的诱导疾病的能力，如可能存在时间、药物剂量敏感。同时，不同动物模型的设立使研究人员更容易控制环境变量，能够更加准确地模拟烟雾吸入时的致伤特点。本节，我们回顾并提出了不同大、小动物模型及其临床相关性的综合比较，就其在实验研究中每种动物模型呼吸道微宏观结构差异、诱导烟雾吸入性损伤的方法及应用模型的优缺点等方面进行详细概述。

一、建立烟雾吸入肺损伤模型致伤条件的控制

烟雾吸入肺损伤的严重程度与许多环境因素有关，如烟雾的温度、烟雾的物理和化学成分（气体、颗粒和蒸汽）、接触面积（呼吸深度）和接触时间（暴露于烟雾中的时间）及有毒物质。在猪、犬和羊等大型动物模型中，烟雾吸入性损伤是通过气管内管直接输送到肺部产生的。而小动物则可直接放置密闭空间中自发吸入烟雾。在一些实验研究中，研究人员根据实验需求自主设计了具有一些共同特性的自制烟雾发生器，可有效控制烟雾的输送时

间和材料燃烧率，方便与其他设备连接。此外，建立动物致伤模型时应考虑到可能存在的长期并发症。由于实验时间较短，发病延迟，模拟这些并发症具有挑战性。

二、小动物模型

（一）小鼠

小鼠在生理学和遗传学等方面与人类相似，因此被广泛应用于各种急性肺损伤模型，例如油酸、脂多糖（LPS）、有毒物质及烟雾吸入性损伤模型等。由于小鼠有近交系和能够选择特定基因的高可用性，应用小鼠模型可在分子水平上探索致病机制，对靶向致病基因进行深入探索以揭示在烟雾吸入肺损伤中发挥的作用。

1. 在解剖结构方面，小鼠肺共有 5 个肺叶，一个叶在左肺，四个叶在右肺，分别是右颅叶、内侧叶、副叶和尾叶。支气管组成：小鼠肺中不存在呼吸性细支气管，呼吸树的末端分支直接通向肺泡导管，呼吸细支气管范围和空气血屏障厚度的差异增加，导致小鼠对烟雾中有毒物质更加敏感。由于小鼠缺少支气管黏液腺，无法产生黏液，因此对烟雾吸入后的反应可能存在功能差异。在组织病理方面，小鼠近端呼吸道通常只有 1～2 个细胞层，这些细胞由非常少的基底细胞网络支持。不同来源的上皮细胞对吸入性损伤产生不同影响，例如敏感性和适宜性可能存在差异。

2. 国内外研究人员对烟雾吸入小鼠模型进行了改进。Mizutani 等建立了联合烧伤和烟雾吸入性损伤的小鼠模型，用定制的气管插管将烟雾直接输送到小鼠的呼吸道。既能保证吸入的烟雾直接进入肺组织，又能减轻喉痉挛的发生。Jacob 等使用定制的微型烟雾发生器便于调节烟雾的流量和密度。对小鼠进行两组 30s 的烟雾暴露，间隔期间将小鼠暴露在环境空气中，观察 48h 损伤后反应。

3. 选择小鼠模型的优势在于其体积小、易管理、成本低，适合进行大规模的研究及评估治疗的有效性等。另外，其更易插入目的基因，制备转基因动物。以此来探索烟雾吸入肺损伤病理生理机制和寻找新的药物治疗靶点。选择小鼠模型的劣势在于其不易取材，难以动态监测血气指标。由于生理结构的差异，小鼠不易排除烟雾吸入后气道阻塞致伤的干扰，也不易进行烟雾吸入性损伤并发症的研究。

（二）大鼠

大鼠（褐家鼠）由于其与人类共享 90% 的基因组，是生物医学研究中应用最多的毒理学模型。在国内外的烟雾吸入肺损伤模型中，大鼠是最常见的动物研究模型。

1. 从解剖结构来看，大鼠肺的宏观结构与小鼠肺相似，包括上叶、中叶、副叶和下叶，左肺叶比右肺叶要小。与人类气管二分支结构不同的是，大鼠气管是单足呼吸道分支，且肺末端细支气管直径 0.2mm，长度 0.35mm。这样的组织结构使大鼠吸入烟雾后粉尘颗粒大量集中沉积。大鼠纤毛清除率较高，可在 6 ～ 8h 后清除粉尘颗粒。

2. 在组织病理来看，大鼠的气管上皮是单柱状，纤毛细胞分布不均匀，呈簇状存在。大鼠的这种纤毛分布方式使得大鼠在吸入烟雾粉尘后能在6 ～ 8h清除。

3. 在大鼠的气管上部存在支气管腺体，黏膜腺体数量较少。因此，大鼠更容易成为呼吸系统疾病模型的首选，尤其是烟雾吸入肺损伤。

4. 目前，已报道多种根据不同的实验目的和方案设计的大鼠烟雾吸入的方法，对致伤环境情况、损伤时间、致伤特点等进行有效控制。如，F. Zhu 等设计的大鼠烟雾吸入装置可准确地控制烟雾吸入时间和木材的燃烧率，来证明吸入烟雾对大鼠肺组织的长期影响。另一个团队在烟雾吸入装置设计方案中加入了创伤室，便于观察大鼠损伤后的情况。用2% 戊巴比妥钠麻醉后，遵循创伤性模式2（烟雾暴露）～ 5min（新鲜空气呼吸）循环 3 次，这样的时间控制既可以造成大鼠严重的吸入性损伤，又可以防止大鼠吸入过量造成的高死亡率。同时也便于观察烟雾吸入性损伤早期的大鼠模型病理生理变化及早期治疗的研究。为控制烟雾中不同成分对大鼠烟雾吸入性损伤模型的影响，有研究团队在装置设计中使用气体分析仪，监测气体分布、烟雾速率和温度等。

5. 相比小鼠，选用烟雾吸入大鼠模型有一定优势。大鼠体积大，对烟雾吸入性损伤的耐受性更强，死亡率相对较低。在动物手术操作中，易取得病理组织，易监测呼吸流量、肺压力和肺容积变化等。由于大鼠的呼吸道敏感性和大鼠也可以用来建立烟雾吸入性损伤并发症的模型，例如烟雾吸入性损伤后哮喘大鼠模型。大鼠可以产生早期和晚期哮喘反应并伴有气道高反应性。然而，选择大鼠烟雾吸入性损伤也存在劣势。建立大鼠基因敲除模型有一定的局限性，因此，利用大鼠进行对目标靶点致病基因不能完全深入研究。

（三）豚鼠

1. 豚鼠常用于过敏反应、哮喘、免疫学、传染性和营养性疾病和耳学的研究。与其他啮齿动物模型相比，豚鼠在维生素 C 代谢和某些免疫反应等许多过程中表现出与人类更加相似的情况。尤其，豚鼠的呼吸道反应与人类极为相似，对过敏原极为敏感，这使得它们被广泛应用于过敏反应、哮喘、结核等相关肺部疾病的研究。除此之外，豚鼠肺对介质和药物的反应与人类非常相似，而豚鼠也被广泛应用于肺组织药理学研究和相关实验。

2. 从组织病理方面来看，豚鼠比其他啮齿类动物气管上皮发育更完全。气管上皮均匀的纤毛，它们的气管、大的肺内支气管和主流支气管由假层状上皮线排列。在大气道中，有杯状细胞和黏液腺。值得注意的是，豚鼠的肺泡在出生时发育良好，随着豚鼠年龄的增长，肺泡形成较少。

3. 国外也有应用豚鼠进行烟雾吸入性损伤的造模，主要研究集中在吸入烟雾后的呼吸道反应性反应，时间过程和其他化学介质对烟雾诱导的气道超敏反应的影响也在豚鼠身上进行了研究。在一项豚鼠烟雾吸入损伤模型中发现，豚鼠相对较短的呼吸道在烟雾吸入后气道反应性明显增加，进一步揭示了木材烟雾引起的支气管收缩和气道反应性增加相关机制。

4. 相比其他啮齿动物，豚鼠性情温和，易抓取。由于与人类呼吸道的多种相似性，豚鼠暴露于与人类大致相同浓度的香烟烟雾后会发生形态和生理改变，而大鼠需要更多的烟雾暴露才能致病。

5. 应用豚鼠模型的经济成本较高，特异性试剂的供应有限，抗体检测分析尚不完善。由于独特的生理解剖结构，实行手术操作比较困难，如采血、气管插管等。因此，不常作为烟雾吸入性损伤的小动物模型。

三、烟雾吸入性损伤大型动物模型

在前期基础实验研究中，啮齿类烟雾吸入性损伤的小动物模型可以探究烟雾吸入性损伤可能对组织细胞造成的影响，进一步寻找潜在的新型治疗方案和药物作用。然而，由于与动物大小、呼吸系统结构或呼吸道细胞组成相关的一些限制，烟雾吸入性损伤的研究需要更合适的体内模型，以更准确和有意义地转化为临床应用。在这种情况下，大型动物，如家兔、犬、羊和猪，常被用于吸入性烟雾损伤、急性肺损伤和其他肺部研究。

目前在烟雾吸入研究中最常用的动物是绵羊。然而，由于成本巨大，在从大型动物模型中获得死亡率数据以及在寻找用于损伤后分析的可用抗体和试剂盒方面都存在挑战。本小节概括常用烟雾吸入性损伤大型动物模型，从呼吸道结构差异、气道微宏观结构差异、诱导烟雾吸入性损伤的方法及应用模型的优缺点等方面进行详细概述。

（一）家兔

1. 从解剖结构方面来看，兔的胸腔容积小，易受到腹部内容物的限制。肺被薄薄的胸膜包围，缺少小叶间结缔组织或发育不良。右肺分为 4 个叶：颅叶、中叶、尾叶和副叶，较小的左肺分为颅叶和尾叶。相对狭窄的气管分叉成两个支气管，又以单足模式分为两个不同直径的细支气管。较小的细支气管或末代细支气管直接连接肺泡囊。

2. 从组织细胞层面来看，兔鼻上皮由假层纤毛细胞和黏液细胞组成。主气管和第一代支气管内衬有纤毛细胞（约 50%）、基底细胞、俱乐部细胞和黏液细胞数量稀少。细支气管末端呼吸道上皮由纤毛细胞（约 50%）和俱乐部细胞（约 50%）组成。与人类相比，兔的分泌细胞数量较少，因此黏液的产生和组成不同，例如磺黏素含量较高。结合以上特点，烟雾损伤可引起对兔气管和大支气管的损伤，而对远端呼吸道和肺泡囊的影响较小。而当前应用烟雾吸入性损伤模型也主要集中在对烟雾吸入后气管与支气管上皮损伤和随后的免疫反应的研究上。

3. 研究人员对烟雾吸入性损伤家兔模型进行了包括烧伤合并急性肺损伤的模型，香烟烟雾引起慢性肺损伤模型、肺癌模型、慢性阻塞性肺疾病模型等。在一组应用新西兰白兔的研究中发现，在烟雾吸入 72h 后，呼吸道上皮结构损伤。损伤后 24h，上皮细胞被破坏，纤毛细胞和黏液细胞被完全破坏，其碎片被粒细胞和细胞外蛋白包围。烟雾暴露 72h 后，气管上皮细胞显示出组织再生的迹象。呼吸道内衬覆盖一层（3～5 层）修复性上皮，由扁平细胞、非纤毛细胞和非分泌细胞组成。部分细胞出现短的微绒毛，突出到呼吸道腔内。损伤后 24h，炎症细胞迁移到上皮细胞的炎症细胞数量减少。在烟雾暴露的家兔中没有发现下呼吸道或内皮细胞的明显损伤。另一项实验也得出同样的结果，远端呼吸道和肺泡损伤不明显，但肺泡巨噬细胞的数量形态发生明显改变，具体表现为肺泡巨噬细胞增多，细胞形状变圆等。肺泡巨噬细胞的几个代谢过程也发生了改变，包括超氧化物（O_2），下调肿瘤坏死因子 $-\alpha$（TNF$-\alpha$）的产生，抑制受体介导的吞噬作用。

4. 兔在烟雾吸入性损伤发生时临床表现与人类相似，损伤主要集中在大气道上皮损伤，表现出诸如坏死上皮细胞脱落、炎症反应、气道阻塞和水肿等特征，可以用来模拟火灾呼吸道烧伤患者。

5. 家兔的肺泡巨噬细胞数量足够大，方便对烟雾吸入性损伤后免疫反应和防御机制深入研究。

6. 除此之外，与其他大型动物相比，兔是很容易获得的经济型动物模型，适合更频繁地用于长期的研究。对于肺损伤模型来说，重要的是，即使在轻微麻醉下，兔也可以控制自己的呼吸，因此生命参数的测量错误更小。兔比啮齿类动物能更好地了解肺功能、功能障碍的原因和治疗的疗效。

7. 烟雾吸入性损伤兔模型也存在以下缺点。首先，兔低肺容量、呼吸道树的单足分支和呼吸细支气管的缺失可能会影响肺中空气和烟雾的沉积。其次，兔黏液组成不同及不能咳嗽，影响气道清除机制、再生过程和治疗效果。由于插管困难等实际原因，兔作为动物模型的使用也可能受到限制。

（二）犬

1. 从解剖结构方面来看，犬的肺叶结构与兔相似。右叶由颅叶、中叶、尾叶和副叶组成，而左叶有颅叶和尾叶。节段间有结缔组织，但裂叶间无明显分离。胸膜较薄，淋巴管广泛。气管分叉成两个支气管，这两个支气管进一步以单足的模式分支成更小的细支气管。经过几次分支后，细支气管转化为几代呼吸性细支气管，最后变成肺泡囊。犬体内肺泡化毛细支气管的数量高于人类（1～3代）。

2. 从组织细胞层面来看，犬的气管和支气管上皮层比兔和啮齿类动物更类似于人类。其拥有发育良好的腺体和分泌细胞，以黏液细胞为主。黏膜特性和肺清除机制比小型动物更接近人类，这在模拟烟雾吸入性损伤模型中具有重要意义。终末和呼吸细支气管由少量纤毛细胞组成。

3. 有研究发现犬在烟雾吸入后24h后，黏液的产生增加，可见水肿和出血。光镜下见上皮细胞的局灶性坏死，炎症细胞和聚集在小血管周围的蛋白质渗出物。一项研究显示，用气管插管的方式将犬暴露于锯屑烟雾中5min。24h后观察呼吸道上皮微结构发现大支气管出现严重水肿和局灶性出血，呼吸道上皮黏膜层受损，表面被粉红色泡沫液体覆盖。另一项研究延长烟雾吸入的时间，30min后进行肺组织病理取材发现有广泛的出血和水肿，而呼吸道上皮无明显变化，但肺泡间隙充满红细胞和蛋白渗出物。在肺泡囊周围毛细血管内发现了一些多形核白细胞和血小板聚集物。除此之外，在犬类模型也应用在香烟烟雾吸入模型研究中，主要是为了明确长期吸入对上皮细胞的退行性改变和癌变。

4. 犬类肺损伤模型相对其他动物模型来说，更容易管理，可以使用和人类一样的吸入设备（喷雾器、计量剂量吸入器或干粉吸入器），通常用于肺输送系统的研究。犬的口腔形状相对较短，开口较宽，气道插管很容易进行。尽管犬类和人类呼吸系统的相似性使犬类能够成为评估新药物配方和治疗方案的良好模型，但在生物医学研究领域使用犬类存在伦理问题。

（三）绵羊

1. 从解剖结构方面来看，绵羊的肺由两个高度分节的裂叶组成。右肺有4个节段——颅、中、副、尾。颅叶相对较大，由两个分开的部分组成。左肺比右肺要小得多，可以分为颅叶和尾叶。与人类类似，绵羊的肺被厚厚的胸膜所包围（范围从25μm到85μm）。每个肺叶的通气是由一个来自主支气管的支气管提供的。小叶支气管向下分叉形成独立的支气管–肺段（右肺12段，左肺8段）。在气管分支结构上，绵羊也表现出不规则的二分体分支。其呼吸细支气管缺失或发育不良。

2. 从组织细胞层面来看，绵羊气管和支气管区域，纤毛、黏液和基底细胞的数量是均匀的。支气管上皮由40%～50%的纤毛细胞、4%～12%的杯状细胞和约30%的有核颗粒的黏液细胞组成。绵羊有更多的肺血管内巨噬细胞，在吞噬和清除中发挥重要作用。

3. 在所有烟雾吸入性损伤的动物研究中，绵羊被认为是烟雾吸入性损伤动物模型的"金标准"。与人类相似，绵羊烟雾吸入性损伤主要影响气管和主支气管，破坏上皮细胞、通透性增加、黏液大量分泌及炎症细胞浸润。烟雾吸入早期坏死细胞等脱落形成呼吸道铸型。

4. 损伤的严重程度取决于与气管内管的距离（离尖端越远，观察到的损伤较不严重）、烟雾剂量和暴露时间。在严重的肺损伤绵羊模型中仅暴露15min的组织中可见气管上皮坏死和脱落。损伤1h后，气管表面红肿，纤毛细胞方向紊乱。并在随后的24h进一步恶化。烟雾暴露使绵羊的主要呼吸道形成假膜，其厚度随着暴露时间的延长和烟雾剂量的增加而增加。72h后呼吸上皮细胞被细菌定植。在轻度吸入烟雾病例中，损伤仅限于中度炎症和上皮表面的破坏。轻度烟雾吸入性损伤的上皮内膜再生需要2周，中度的再生长达4周。而中度烟雾吸入性损伤的特征是呼吸道上皮发生病理改变，覆盖主要呼吸道上皮从而形成较薄的假膜。

5. 应用烟雾吸入性损伤绵羊模型，便于联合其他情况损伤的研究，如烧伤合并烟雾吸入性损伤、烟雾吸入性损伤后继发肺部感染、呼吸机相关性肺炎等。一组实验研究将细菌（铜绿假单胞菌）注入烟雾暴露30min后的肺叶中，模拟人类吸入烟雾后发生脓毒症。在羊模型中机械通气的可行性允许模拟临床观察到的呼吸机诱导的肺炎。

6. 绵羊的体型、体重、呼吸参数和肺容积与人类相似。虽然肺的解剖学和生理学略有不同，但人们认为药代动力学可以适当地估计使用绵羊模型。更重要的是，应用于人的高级生命支持系统也可用于绵羊。其厚胸膜可以防止炎症扩散，因此可以用一侧肺叶做损伤模型，另一组肺叶做健康对照。

7. 与一些小动物模型相比，呼吸道炎症和毒性反应的致病进展及引起烟雾的急性炎症反应的因素还不是很清楚。虽然绵羊气管插管是一种相对容易的过程，但麻醉诱导时呕吐会使过程复杂化。

（四）猪

1. 从解剖结构看，猪的肺在右肺分为 4 个叶（头、中、尾和副），在左肺分为两个叶（头和尾）。与绵羊类似，右脑叶由分叉前直接由气管产生的支气管供应。然而，猪肺的分支是单足的，不像人类的二分支。肺被厚厚的胸膜包围，肺叶之间有轮廓清晰的结缔组织。在灵长类动物之后，猪的上呼吸道与人类最相似。猪的末端细支气管相对较长，分为 2 或 3 个短呼吸性细支气管（只有一代），其次是肺泡（小于人类）。

2. 从组织病理方面看，猪肺上皮的微观结构与人类相似。呼吸道的第一部分被描述为假层状柱状纤毛上皮。气管主要由纤毛细胞（43%）、基底细胞（31%）和浆液性细胞（23%）组成，杯状细胞分布。随着支气管树的非纤细柱状上皮和肺泡囊中简单扁平的上皮逐渐取代，更远端的上皮厚度减小。末端细支气管由不同数量的棒状细胞和纤毛细胞组成。大部分呼吸道（从鼻腔到呼吸道细支气管的开始）被杯状细胞和浆液性细胞产生的黏液所覆盖，在肺泡区被分泌浆液性物质的俱乐部细胞所取代，如脂质、蛋白质、磷脂。这可以防止呼吸区厚厚的黏液的积累。

3. 在一组应用烟雾吸入约克郡猪模型的研究中发现，5min 后烟雾吸入肺泡变得不稳定，其体积在峰值吸气和呼气结束之间发生显著变化。肺泡的均匀塌陷可导致剪切应力增加和肺损伤。呼吸道上皮也有损伤。肺泡区水肿、增厚，并有炎症细胞浸润（白细胞存在于小血管和间质间隙）。一些研究已经利用烟雾吸入猪模型进行了并发症的研究，如烟雾吸入合并皮肤烧伤的高级研究。猪模型的应用，有利于更好地结合临床应用的实际情况。

4. 猪的生理、免疫学、器官结构、代谢和疾病进展几乎与人类相同。虽然大多数人类医疗设备可用于猪，但与其他动物或人类相比，包括气管插管等一些操作在猪身上更困难。猪插管操作相对困难，喉部空间小且对口腔操作敏感，易发生喉痉挛。此外，小型猪或转基因猪的供应有限且价格十分昂贵。

四、总结

在过去的几十年里，已经建立了几种动物模型，包括小型和大型动物，以研究烟雾吸入性损伤和与烟雾相关的急性和慢性肺部疾病。生物工程、基因组测序的进展以及对分子生物学、发病机制和病理生理学的更好理解，有助于更精确地模拟烟雾的自然组成和动物模型中损伤的评估。每个模型都有自己的优点和缺点，应该仔细考虑，以能够解决研究中出现的问题。啮齿类动物和小动物是有价值的模型，尽管有许多局限性，包括解剖学上的差异和肺组织的整体功能，小型动物模型模拟损伤、肺病理或组织修复的水平往往足以回答许多基本问题。然而，大型动物模型在临床前阶段对于验证临床程序和复制与烟雾吸入性损伤、疾病和恢复机制相关的复杂临床条件至关重要。对每个动物的各种能力的关键评估，以及肺损伤的程度和生物分子过程被模拟的模型（特别是在优化烟雾吸入性损伤）必须在研究肺疾病的动物模型中进行。虽然人们更倾向于大型动物模型比如羊，但每个模型在烟雾吸入性损伤和肺组织疾病的研究中都有自己的用途。因此，必须了解每个模型的局限性，选择过程中应该以具体的研究问题为指导。对结果的解释必须在得出最终结论之前考虑到这些局限性。

第二节　相关细胞实验热点

　　ALI 和 ARDS 是指由心源性以外的各种肺内外致病因素所致的急性进行性缺氧性呼吸衰竭。虽然 ALI（ARDS）的认识越来越受到重视，并且对发病原因、相关机制和临床治疗已取得一定进展，但是发病率和病死率仍居高不下。一般认为，ALI（ARDS）的发生发展中，炎性介质的释放和炎症细胞的激活起到了关键性作用。ALI 时主要的炎症细胞不能完全解释 ALI 的发病机制，适应性免疫细胞特别是 $CD4^+T$ 淋巴细胞在 ALI（ARDS）中的致病作用逐渐成为研究热点。

一、Th17 与 Treg 来源及功能

（一）Th17 与 Treg 来源

　　1. $CD4^+T$ 淋巴细胞又名辅助 T（T-helper, Th）细胞，根据其分化和功能特征分为 Th1、Th2、Th17 及调节性 T 细胞（regulatory T cell，Treg）。Th17 细胞亚群具有促炎作用，分泌大量 IL-22、IL-17 和 IL-17F。

　　2. 根据微环境中的细胞因子，未分化的 $CD4^+T$ 淋巴细胞会分化成具有不同功能的亚型。转化生长因子 -β（transforming growth factor-β,TGF-β）可诱导 Treg 细胞分化，TGF-β 在 IL-1 和（或）IL-6 存在下，能够分别抑制 Treg 细胞和促进 Th17 细胞的分化，Th17 的分化过程是 TGF-β 和 IL-6 共同

作用完成的。

3. Th17 细胞增殖和功能的维持需要 IL-23 参与，IL-23 能够起到稳定和维持 Th17 细胞特征的作用。Th17 细胞可以大量分泌 IL-21，同时 IL-21 和 TGF-β 一起使 Th17 细胞进一步分化扩增（图 10-1）。

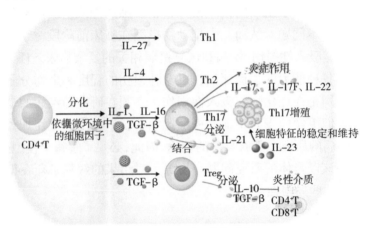

图 10-1　CD4⁺T 分化过程

（二）Th17 与 Treg 功能

1. 在多种病原生物感染中，Th17 细胞还发挥重要的防御作用。IL-17 缺陷的小鼠在过敏原刺激下并未见中性粒细胞升高。Th17 细胞通过分泌 IL-17 促进中性粒细胞在呼吸道炎症部位和肺组织的聚集和激活。Th17 细胞通过聚集和活化中性粒细胞引起多种炎症因子的分泌，引起局部炎症。

2. 在免疫调控网络中，Th17 细胞可分泌 IL-17 等促炎细胞因子从而发挥其重要作用，Th17 细胞可参与多发性硬化症、类风湿关节炎、移植排斥、银屑病、系统性红斑狼疮等自身免疫病的发病。

3. Treg 细胞是机体内存在的具有免疫抑制性的 T 淋巴细胞亚群，活化的 Treg 细胞能抑制普通 T 细胞的活化和增殖。另外，Treg 细胞高表达 TGF-β，尤其是膜结合型 TGF-β。Treg 通过分泌 IL-10 发挥消除炎症的重要功能，IL-10 是一种重要的抗炎因子，能够抑制多种炎性介质如 TNF-α、IL-1β 的合成。

4. CD4⁺CD25⁺Foxp3⁺ Treg 在维持免疫耐受、慢性炎症性疾病的延缓、自身免疫病预防发生等方面具有重要的地位。在花粉等过敏原诱导的过敏反应中，发现能够有效地调节 CD4⁺ CD25⁺Treg 细胞抑制 T 细胞增殖，影响 Th1、Th2 分泌的细胞因子致炎效应。

二、Th17 细胞 /Treg 细胞与 ALI

（一）肺损伤与细胞因子

1. 在 ARDS 患者的研究中发现，外周血中的 Th17 细胞比例和其标志性的细胞因子 IL-17 显著增加，并且 Th17/Treg 比例与疾病的严重程度和 28d 生存率密切相关；而 Th17 细胞和 IL-17 含量在非幸存者中的比例比在幸存者中的比例更高。由此推断，循环中的 Th17 细胞可以反映肺损伤的严重程度。

2. 在内毒素诱导的 ALI 小鼠模型中，支气管肺泡灌洗液中淋巴细胞、中性粒细胞、IL-6、TNF-α、白蛋白，以及 Th17 细胞分泌的细胞因子 IL-17A、IL-17F、IL-22 和 Treg 细胞标志物 Foxp3 的表达均显著上升。在 CD4$^+$T 细胞被敲除时，内毒素诱导巨噬细胞产生的 TNF-α 显著减低，而 γδT 细胞通过分泌 IL-17A 促使支气管肺泡灌洗液中嗜中性粒细胞增高。在内毒素诱导的小鼠呼吸道炎症模型中，IL-17 的中和抗体有效减少了中性粒细胞的浸润。在流感病毒感染诱导的 ALI 小鼠模型中，IL-17 受体基因敲除小鼠体内同样观察到中性粒细胞致炎症反应减轻的现象。

（二）CD4$^+$ CD25$^+$Treg 细胞作用

CD4$^+$ CD25$^+$Treg 细胞是一种抗炎细胞。在内毒素引起的 ALI 小鼠支气管肺泡灌洗液中聚集大量 Treg，通过分泌 TGF-β 和诱导中性粒细胞凋亡等机制减缓肺组织炎症。谷氨酰胺能通过增强 Treg 免疫功能、抑制 Th17 过度反应使 Th17/Treg 平衡，也能改善内毒素引起的小鼠肺损伤症状。在 ARDS 患者外周血中 Treg 细胞比例占比较高，且 Treg 比例在幸存者中普遍偏高，与此同时 Th17/Treg 在重度 ARDS 患者中比例高于轻、中度患者。因此，纠正 Th17/Treg 免疫失衡对于维持免疫系统稳态具有极其重要的作用，可能成为 ALI/ARDS 未来新的靶向治疗目标。

三、结语

Th17 细胞和 Treg 细胞研究进展及两者间平衡学说的提出为急性肺损伤机制研究开启了又一扇窗。但是 Th17 细胞和 Treg 细胞之间的转化和平衡是一个庞大而又精细的调控过程，ALI/ARDS 的发病机制又十分复杂，因此，与急性肺损伤的关系也需要进一步的研究。相信未来随着对 Th17 细胞、Treg 细胞研究的不断深入，将为我们研究急性肺损伤提供更多的思路和理论依据，并发展药物作用靶点和探索新的治疗手段，以更好地控制急性肺损伤的发生和发展。

第十一章　化学毒剂吸入致肺损伤

毒剂对机体的损伤作用，是毒剂与机体相互作用的综合性表现。由于环境、接受的毒害剂量和个体差异等因素，中毒后机体损伤的发展不尽相同。不同的中毒途径，对毒剂的毒性作用也有很大影响。因为不同组织或器官不仅对毒剂敏感性不同，表现在局部作用上的差异性亦甚大。而且对毒剂的吸收速度及吸收量等也有区别，从而影响其毒性作用，以致损伤的严重性和致死剂量可相差很大。同一种毒剂，不同途径对人员的损伤作用为：呼吸道＞眼、伤口＞消化道＞皮肤。在化学毒剂反应中，以呼吸道吸入中毒的危害性最大。这是因为整个呼吸道黏膜都有很强的吸收能力，特别是肺泡，它的总面积可达 $50 \sim 100m^2$，其周围有丰富的毛细血管，使进入肺泡内的毒剂吸收快而完全。因此，吸入中毒时，中毒症状出现快而重。吸入中毒之所以严重，还是因为经呼吸道吸入的毒剂，不经过肝解毒而直接进入血液循环分布到全身。吸入中毒的毒性强度不仅取决于毒剂浓度与吸入时间，且与肺通气量也有很大关系。

毒剂均可通过呼吸道吸入中毒，气态和蒸汽态毒剂可直接经呼吸道吸入，液态和固体粉末状毒剂则形成气溶胶经呼吸道吸入。六大类毒剂以呼吸系统为作用靶部位的是窒息性毒剂，其他毒剂经呼吸道吸入，可出现呼吸道损伤，并在吸收后引起全身中毒症状。

第一节　窒息剂

窒息剂（choking agents）是一类损伤呼吸道引起急性中毒性肺水肿，导致急性缺氧和窒息的化学战剂，包括光气（phosgene）、双光气（diphosgene）。由于以肺部损伤为典型特征，亦称肺刺激性毒剂（lung irritants）。

一、理化性质

光气在常温常压下为无色气体，有烂苹果味。光气的学名碳酰氯，化学名为二氯碳酰，挥发度大，难溶于水，易溶于有机溶剂。光气很易水解，加碱能加速其水解，产物无毒。易与氨及胺类反应，生成无毒产物。双光气为无色或稍带黄色液体，有烂苹果味，化学名为氯甲酸三氯甲酯，难溶于水，易溶于有机溶剂。

二、毒性及中毒机制

光气、双光气主要通过呼吸道吸入使人中毒。光气的气味阈值约为 $1.5mg/m^3$，在 $4mg/m^3$ 时对黏膜有刺激作用。光气对人的半数吸入致死剂量（LCt_{50}）约为 $3200mg \cdot min/m^3$，是氯气 LCt_{50}（$6000mg \cdot min/m^3$）的 50%。当空气中光气浓度达到 $5mg/m^3$ 时，即可嗅出烂苹果味，在该浓度下停留不超过 1h，不致引起中毒。$5 \sim 10mg/m^3$ 短时间暴露除气味外没有其他感觉，但长时间暴露于此浓度中，能使人员遭到伤害。如光气浓度达到 $10 \sim 20mg/m^3$ 时，可引起眼及上呼吸道刺激症状。除呼吸道吸入中毒外，眼接触 $4 \sim 8mg/m^3$ 的光气可引起眼瘙痒，高浓度可引起流泪和结膜炎。皮肤接触气态光气对皮肤的危害不明显，液态光气可以引起皮肤严重烧伤。我国卫生标准规定：生产场所空气中光气最高允许浓度为 $0.5mg/m^3$。双光气对人的毒性与光气相似。

光气吸入中毒后的主要病变是中毒性肺水肿。肺水肿是肺毛细血管通透性增高所致，是引起死亡的主要原因。对中毒性肺水肿发生的原因，学说颇多。可能是由于光气分子中的羰基与肺细胞蛋白质、各种酶及类脂中的氨基、羟基、巯基等功能基团结合发生酰化反应，干扰了细胞的正常代谢，使毛细血管内皮细胞和肺泡上皮细胞受损，通透性增高，导致化学性炎症和渗出性病变，导致肺功能不全及低氧血症等病理变化。此外，光气中还可能有多种其他物质参与肺水肿的发生，如生物膜脂质过氧化作用引起急性肺损伤，花生四烯酸（AA）的代谢产物及自由基的产生与肺水肿的发生和发展有关。但任何一种假说都不能圆满地解释肺水肿的发生与发展过程。动物实验结果表明，抗氧化剂、神经调节剂、磷酸二酯酶拮抗剂、内皮素受体拮抗剂、血管紧张素转化酶抑制剂、钙调节剂等均可降低光气中毒的死亡率，而单一治疗不足以减轻光气中毒引起的直接的、继发的多重毒性作用。目前，光气中毒导致肺水肿的真正原因尚不清楚，可能是多种病理机制综合作用的结果。

三、临床特征

光气中毒，根据中毒程度，临床可分为轻度、中度、重度及闪电型4型。轻度中毒，症状很轻，仅表现为支气管炎症状，1周内即可恢复。闪电型中毒极少见，多发生在吸入毒剂浓度过高，在中毒后 $1 \sim 3min$ 因反射性心搏、呼吸停止而死亡。

（一）中重度光气中毒症状

1. **刺激期** 即刻出现，持续30min左右。口中有特殊味道，咳嗽、胸闷、呼吸浅快，头晕、头痛、无力，咽干或流涎、恶心。

2. **潜伏期** 一般为2～8h，有时可达24h。刺激期后觉症状减轻或消失，但病变在继续发展，肺水肿在逐渐形成中。

3. **肺水肿期** 从潜伏期到肺水肿期可突然或缓慢发生，一般为1～3d。表现为头痛、无力、胸闷、咳嗽、呼吸困难逐渐加重，烦躁不安，口鼻溢出大量粉红色泡沫液体，肺部大量干、湿啰音，呈现严重缺氧状态。肺水肿期又可分两个阶段。

（1）青紫期：皮肤黏膜发绀，呼吸困难，咳嗽，咳粉红色泡沫痰，循环功能尚好，血压正常或稍高，神志清楚。

（2）苍白期（休克期）：皮肤苍白出冷汗，呼吸极度困难，循环衰竭，血压下降，昏迷，最后因窒息而死亡。

4. **恢复期** 中毒较轻或治疗有效，肺水肿减轻，症状逐渐消失，全身情况好转。如无合并肺部感染，肺部啰音在2～3d后消失，2～3周后完全复原。但肺水肿后易遗留慢性支气管炎、支气管扩张、肺气肿等。

（二）预后

预后取决于吸入光气的剂量、病情发展、救治情况及并发症状况。潜伏期中难以判断预后，出现苍白型窒息者多预后不良。死亡原因主要是肺水肿引起的严重缺氧及循环衰竭。晚期多半死于支气管肺炎。能度过48h以上者，一般能完全恢复健康而不留下后遗症。

四、诊断

根据中毒史、症状特点、X线检查、实验室检查及毒剂侦检综合判断。X线检查是早期发现肺水肿和监测肺水肿发展的最好方法，中毒后8h内每2小时拍摄X线胸片1张；如8h的胸片正常，其病情发展可能较轻。

五、救治要点

急性光气中毒尚无特效解毒药。其救治要点为减少氧耗，保持呼吸道通畅，并及早采用糖皮质激素等综合措施。

（一）现场处理

尽快脱离中毒现场，移至空气新鲜处，全身彻底洗消，限制活动以减少耗氧。静脉注射地塞米松10～20mg加入25%葡萄糖20ml；东莨菪碱

0.3 ～ 0.6mg 或山莨菪碱（654-2）5 ～ 20mg 等以减少急性肺泡渗出及改善微循环。保持呼吸道通畅,中毒早期应用氨茶碱或二羟丙茶碱等支气管解痉剂。

（二）合理氧疗

纠正和改善缺氧。采用鼻导管给氧,氧流量以 2 ～ 5L/min 为宜;面罩给氧,氧流量不宜低于 4L/min。在常规氧疗无效时,可选用面罩人工手法皮囊加压给氧（即间歇正压给氧,IPPB）、高频通气或双水平气道正压（Bi-PAP）呼吸机通气。若持续低氧血症不能纠正时,可采用呼气末正压呼吸（PEEP）,但压力应 < 10cmH$_2$O,不宜过大,防止发生气胸等并发症。一旦病情好转,应及时停氧,以防止氧中毒的发生。

（三）糖皮质激素的应用

应以早期、足量、短程为原则,首剂主张静脉冲击疗法,常用药物为地塞米松或琥珀氢化可的松。地塞米松 5 ～ 10mg 静脉注射,为预防性治疗措施。轻、中、重度中毒地塞米松分别为 20mg/d、40mg/d、80mg/d 或氢化可的松 400mg/d、800mg/d、1600mg/d,加入高渗葡萄糖静脉注射或静脉滴注,一般静脉用药 3 ～ 5d 为宜,重症者可根据病情续用,病情好转后酌情减量。肺水肿吸收后可改为雾化吸入。

（四）改善微循环

可应用 α 受体阻滞剂,山莨菪碱（654-2）5 ～ 20mg 或东莨菪碱 0.3 ～ 0.6mg 加入 25% 葡萄糖 20ml 静脉注射,每日 3 ～ 4 次,可根据病情增减。

（五）防治合并症

防治肺部感染,合理使用二联抗生素,防治休克、酸碱失衡和水电解质紊乱。严格控制出入量。在维持有效血容量的同时,适当控制入水量的负平衡,防止加重心、肺负荷。

（六）对症及支持疗法

镇咳、镇静等对症及抗氧自由基药物如大剂量维生素 C、维生素 E、牛磺酸、β 胡萝卜素等,能量合剂、高渗葡萄糖等内科支持疗法。

第二节　神经性毒剂

神经性毒剂（nerve agents）是一类对人和动物有剧毒的有机磷酸酯或有机磷酸酯化合物,因其分子结构中含有磷原子又称含磷毒剂或有机磷毒剂。

神经性毒剂分为 G 类和 V 类,G 类毒剂有沙林（sarin）、梭曼（soman）和塔崩（tabun）,以呼吸道为主要中毒途径,也可通过眼、皮肤、消化道途径中毒；V类毒剂有VX（化学名：甲基硫代磷酸酯），挥发度小，油状液滴的持久度很大，以皮肤为主要中毒途径，其气溶胶态也可致呼吸道中毒，毒性比G类大（表11-1）。

表 11-1 神经性毒剂的性状及毒性

毒剂	性状	气味	对人的毒性	
			吸入 LCT_{50}（mg·min/m³）	皮肤 LD_{50}（mg/人）
梭曼	工业品呈黄棕色或淡黄色，无色水样	弱水果香味	100	1700
沙林			50	100
塔崩		微弱香味	400	1000
VX	工业品呈微黄至棕黄色，易流动的无色油状液体	硫醇味	10	6

一、理化性质

神经性毒剂在常温下为液态，G类毒剂比VX易挥发。G类毒剂可溶于水，在淡水中水解慢，遇碱、漂白粉类或加热水解加速。VX微溶于水，水解极慢，用高效次氯酸钙、二氯胺、二氯异三聚氰酸钠或三合二溶液消毒效果较好。

二、中毒机制

神经性毒剂进入机体后主要作用是抑制胆碱酯酶活性，使其不能催化水解神经递质——乙酰胆碱，致使中枢及外周胆碱能神经系统内乙酰胆碱蓄积，引起一系列的中毒症状。其毒理作用可分为中枢作用及外周作用，后者依据外周效应器官乙酰胆碱受体的不同，又可分为毒蕈碱样作用及烟碱样作用（表11-2）。

三、临床特征

神经性毒剂中毒的各种症状出现的先后次序随中毒剂量和中毒途径不同而有差异，一般将中毒程度分为轻、中、重三级。

（一）轻度中毒

以毒蕈碱样症状为主，兼有轻度中枢神经系统症状及局部的轻度烟碱样症状。患者有瞳孔缩小、视物模糊、胸闷、轻度呼吸困难、流涕、流涎、恶心、多汗，有时面部肌颤、头晕、头痛、不安、失眠等。全血胆碱酯酶活性为正常的 50%～ 70%。

表 11-2　神经性毒剂的毒理作用及表现

作用类型	作用部位和性质	表现
毒蕈碱样症状	腺体分泌增加	
	汗腺	出汗
	唾液腺	流涎
	泪腺	流泪
	鼻黏膜	流涕
	支气管	咳痰，肺啰音
	平滑肌收缩	
	虹膜括约肌	瞳孔缩小
	睫状肌	眼痛，视物模糊
	支气管	呼吸困难，哮喘
	胃肠道	恶心，呕吐，腹痛，腹泻
	膀胱逼尿肌	尿频，尿失禁
	心血管抑制	心率减慢，血压下降
烟碱样症状	交感神经节、肾上腺髓质兴奋	心率加快，血压升高，皮肤苍白
	骨骼肌神经肌肉接头先兴奋后抑制	肌颤，肌无力、肌麻痹
中枢神经系统症状	中枢神经系统先兴奋后抑制	不安，紧张，眩晕，运动失调，惊厥，昏迷，呼吸衰竭，血压下降

（二）中度中毒

除症状加重，还出现明显的烟碱样症状。呼吸困难明显，伴有哮喘及轻度发绀、呕吐、腹痛、大汗。全身肌颤，因而口语不清，无力、走路不稳或不能行走。焦虑、恐惧、反应迟钝或抑郁等。全血胆碱酯酶活性为正常的 30%～ 50%。

（三）重度中毒

症状更严重，中枢神经系统症状突出。极度呼吸困难或呼吸衰竭，明显发绀。瞳孔缩小如针尖，大量流涕、流涎如口吐白沫，全身大汗淋漓。腹部疼痛，大小便失禁。全身广泛肌颤，四肢抽动，继而全身惊厥呈阵发性，昏迷。最后呼吸抑制、全身弛缓性麻痹，因呼吸、循环衰竭而死亡。全血胆碱酯酶活性为正常的 30% 以下，严重者为 0。

四、诊断

（一）中毒史

中毒人员曾在染毒区停留，或可能误食染毒水或食物。同时有大批临床表现相似的中毒人员出现。

（二）症状特点

瞳孔缩小甚至呈针尖样，流涎、多汗、肌颤、哮喘、呼吸困难和惊厥等毒蕈碱样和肌颤等烟碱样症状。

（三）化验检查

血液胆碱酯酶活性测定是一种较好的辅助诊断方法。急性中毒时，酶活性下降的程度通常与中毒程度一致。野外条件下可用胆碱酯酶活性测定盒来检测全血胆碱酯酶活性。

（四）毒剂检测

侦检毒区的染毒水、土壤、空气和物品，以及中毒人员衣物、伤口和呕吐物有助于诊断。

（五）试验性诊断

在没有条件测定血液胆碱酯酶活性或症状不典型时，可慎重进行药物试验性诊断，硫酸阿托品 2mg 皮下或静脉注射，如注射后无阿托品样反应或中毒症状有减轻时，可进一步判明神经性毒剂中毒；也可用东莨菪碱肌内注射 0.3 ～ 0.5mg 进行试验性诊断。

五、救治要点

神经性毒剂属于速杀性毒剂，及时、有效救治是抢救成功与否的关键。

（一）预防

器材预防为主，药物预防为辅。及时使用防护器材，遵守染毒区行动规则。在可能受到神经性毒剂袭击或通过染毒区时，可提前服用一些神经性毒剂预防片，可增强防护器材的防护效果，但不能替代防护器材。

（二）现场急救

1. 尽快脱离毒区，防止继续中毒　给中毒者戴防毒面具或更换失效的面具，眼染毒时用净水充分冲洗，皮肤染毒时以毒剂消毒包或其他消毒剂消毒染毒部位。

2. 注射抗神经毒急救针　确认为神经性毒剂中毒时，通过自救、互救或医护人员救护，立即肌内注射抗神经毒自动注射针 1 支（或神经性毒剂急救注射液 1 支），严重中毒者注射 2 ～ 3 支，症状控制不佳或复发可重复注射 1 ～ 2

次，每次 1 支，间隔 1 ～ 2h，至中毒者出现"阿托品化"指征（口干、皮肤干燥、颜面潮红、体温升高、心率 90 ～ 100 次 / 分等）。无急救针时，酌情注射阿托品 5 ～ 10mg，重复注射剂量为 2 ～ 5mg。

3. 维持呼吸、循环功能　当中毒者出现呼吸停止时，立即进行人工呼吸。在染毒区内用带有滤毒罐的呼吸器进行人工呼吸，如无带滤毒罐人工呼吸器，在戴防毒面具条件下可用压胸法进行人工呼吸。离开染毒区后，无人工呼吸器时，可进行口对口人工呼吸。心搏停止时，立即进行胸外按压，按心肺复苏常规处理。

（三）治疗

1. 全身洗消　脱去染毒的衣物，必要时对染毒的局部进行消毒、洗澡、换衣。

2. 抗毒治疗　除给予神经性毒剂急救注射液外，应根据中毒病情分别给予抗胆碱药和酶重活化剂。中毒者经急救后仍有毒蕈碱样症状时，也应继续给予阿托品，直到出现"阿托品化"指征。严重中毒者应维持"阿托品化" 24 ～ 48h，阿托品用法见表 11-3。中毒者经急救后仍有或重复出现肌颤、呼吸肌麻痹等烟碱样症状和全血胆碱酯酶活性在正常值的 50% 以下时，应继续给予足量重活化剂。氯解磷定的用法见表 11-4。

表 11-3　抗胆碱药阿托品用法

中毒程度	首次给药剂量（mg）	重复给药剂量（mg）	间隔时间（min）
轻度	1.0 ～ 2.0	0.5 ～ 1.0	＞ 45
中度	2.0 ～ 5.0	1.0 ～ 3.0	＞ 30
重度	5.0 ～ 10.0	3.0 ～ 5.0	＞ 15

表 11-4　重活化剂氯解磷定用法

中毒程度	首次给药剂量（g）	重复给药剂量（g）	间隔时间（min）
轻度	0.5 ～ 1.0	—	—
中度	1.0 ～ 1.5	0.5 ～ 1.0	60 ～ 120
重度	1.5 ～ 2.0	1.0 ～ 1.5	30 ～ 120

3. 维持呼吸循环功能　开放呼吸道、保持呼吸道通畅、吸氧等。必要时注射强心剂和呼吸兴奋剂。

4. 其他对症治疗　控制惊厥，经抗毒治疗后仍有惊厥者，可肌内注射或静脉注射地西泮 10 ～ 30mg；维持水、电解质和酸碱平衡；防治感染；对眼染毒引起的严重缩瞳、眼痛和头痛等症状，可局部用 1% 阿托品眼药水或 1%

后马阿托品眼药水或眼膏治疗。

5. 加强护理　严重中毒者应卧床休息，密切观察病情和全血胆碱酯酶的变化。

第三节　糜烂性毒剂

糜烂性毒剂（blister agents）又称起疱剂（vesicants），主要有芥子气（mustard gas）与路易氏剂（lewisite）两种，这类毒剂能直接损伤细胞组织，导致皮肤和黏膜的炎症、坏死，并能通过上述部位吸收引起全身中毒症状。

一、芥子气

芥子气化学名称为 2,2'- 二氯二乙硫醚，又名硫芥（sulfur mustard）。

（一）理化性质

纯芥子气为无色有微弱大蒜气味的油状液体，工业品呈棕褐色有较浓的大蒜臭味。芥子气是一种沸点高，挥发度较小的油状毒剂，主要以液态使人体、物体和地面染毒，但由于其凝固点为 14.4℃，所以低温条件下不能使用。芥子气是亲脂性化合物，对皮肤有较强的渗透性。在水中水解慢，水溶性差。能与含活性氯的化合物如三合二、次氯酸钙、氯胺等发生氯化反应生成无毒的氯化物。芥子气皮肤吸收中毒的 LD_{50} 为 4.5g / 人，呼吸道吸入的 LCt_{50} 为 150mg·min/m^3。

（二）中毒机制

芥子气的毒理作用至今尚未完全阐明，有多种机制与其毒性有关，各种机制各自独立或相互影响的联合作用导致了芥子气对机体的损伤。

芥子气是一种双功能烃化剂，在生理条件下能与核酸、酶、蛋白质和氨基酸等生物大分子起烃化反应，产生细胞毒作用和遗传信息障碍。除直接引起接触部位的细胞组织损伤外，还能渗透过完整的皮肤和黏膜吸收到血液内，分布到全身各器官组织，引起造血系统、消化系统的组织损伤，以及神经系统、循环系统及机体代谢等功能紊乱，造成全身中毒而死亡。

（三）临床特征

芥子气可引起机体多方面的损伤。在无防护的情况下，常同时出现眼、皮肤及呼吸道损伤。通过吸收并引起全身中毒。

1. 皮肤损伤　皮肤是芥子气损伤的多发部位，潮湿多汗、四肢屈侧等皮肤薄嫩及受摩擦多的部位对芥子气较敏感，温度高、湿度大能显著增强芥子气的毒性作用。蒸汽态芥子气皮肤损伤在气温高时多见，特点是潜伏期较长，红斑多为弥漫性，一般不发展为水疱，无面具防护时常伴有眼和呼吸道损伤。

液滴态染毒较蒸汽态染毒潜伏短，典型临床经过可分为 5 期。

（1）潜伏期：皮肤接触芥子气时，芥子气对皮肤神经末梢有麻痹作用，故局部无明显刺激症状。液态皮肤染毒潜伏期为 2～6h，蒸汽态为 6～12h。

（2）红斑期：潜伏期后，皮肤出现红斑，形如日晒斑，略有肿胀，界线比较清楚，有烧灼或刺痒感。损伤轻时不出现水疱，红斑消退脱屑而愈。

（3）水疱期：染毒后 18～24h，红斑区出现众多细小水疱，呈珍珠项链状，后融合成大疱。水疱边缘充血水肿，初起时疱液清亮呈琥珀黄色，后渐变浑浊，凝结成胶冻状。局部疼痛，水疱越大疼痛越重。

（4）溃疡期：水疱破溃即形成溃疡，合并感染则有大量脓性分泌物。如染毒浓度较大，皮肤直接产生凝固性坏死，坏死组织脱落而形成溃疡。

（5）愈合期：经治疗后，红斑在 3～5d 后逐渐变暗，形成暂时性色素沉着。浅水疱如无感染 7～10d 愈合；深水疱常需外科处理，愈合较慢需15～20d。凝固性坏死形成溃疡较深，干痂较厚，需切痂植皮，1 个月才能愈合。处理不当或合并感染可形成慢性溃疡，愈合时间需数月以上。

芥子气损伤的局部皮肤对芥子气或其他刺激的敏感性增高，常引起红斑和水疱复发。少数人局部皮肤感觉异常，愈合后仍有痒感或蚁行感。

2. 眼损伤 眼对芥子气最敏感，在同样蒸汽态中毒条件下，眼损伤的症状比呼吸道及皮肤出现早，程度重。蒸汽态或雾状芥子气易造成眼损伤，芥子气眼损伤多为轻度，中重度不多，严重损伤多因液滴态芥子气引起。眼接触芥子气后也有一定的潜伏期，轻中度损伤主要表现为结膜炎症状，重度损伤则呈角膜结膜炎。个别严重者可见虹膜睫状体炎，甚至全眼炎。角膜坏死穿孔则永久失明。一般 1～2 周或 3～4 周治愈。

后遗症：眼睑变形，泪管狭窄，角膜翳斑，眼球萎缩失明等，因染毒程度而异。

3. 呼吸道损伤 吸入蒸汽态或雾态芥子气引起，潜伏期 2～12h。

（1）轻度损伤：发生急性鼻、咽、喉的炎症。

（2）中度损伤：除上呼吸道炎症外，发生急性气管炎和支气管炎。

（3）重度损伤：主要表现为从上呼吸道到细支气管的黏膜坏死性炎症。严重时呼吸道黏膜坏死，与渗出物形成假膜，假膜脱落后形成溃疡。脱落的假膜可阻塞呼吸道，继发感染时发生化脓性支气管炎和支气管肺炎，死亡率很高。

重度呼吸道损伤可留下后遗症，如易感冒、慢性咽喉炎、慢性支气管炎、支气管扩张、肺硬化及肺气肿等。

4. 消化道损伤 由于误食芥子气染毒的水或食物引起，主要损伤上消化道。芥子气直接损伤消化道黏膜，引起充血、水肿、出血、坏死、糜烂和溃疡，严重时可导致消化道穿孔。

5. 全身吸收中毒　大面积液态芥子气皮肤染毒、高浓度蒸汽吸入和误食染毒水与食物时可引起典型的全身吸收中毒。主要表现为：早期中毒性休克，中枢神经系统兴奋或抑制，造血功能抑制，肠黏膜出血性坏死性炎症和全身代谢障碍。造血功能抑制可并发感染、出血及后期的贫血，肠道黏膜炎症产生血性腹泻，继发脱水和休克。中毒症状类似"急性放射病"，故又称芥子气为"拟辐射性物质"。

（四）诊断

依据中毒史、症状特点、实验室检查和毒剂检定，综合分析做出诊断。

实验室检查：对外周血白细胞计数、分类和血小板计数进行动态观察，可判断中毒的程度和预后。如周围血白细胞总数下降到 1×10^9/L 以下，常显示预后不良。对空气、服装、可疑饮用水和食物的化学侦检可明确诊断。

主要与路易氏剂、氮芥中毒相鉴别。此外，芥子气皮肤中毒应与一般物理因素损伤如烧伤、冻伤、日晒斑、接触性皮炎及丹毒等区别；眼中毒应与细菌性或病毒性结膜炎区别；吸入中毒应与上呼吸道感染及流感相鉴别；经口中毒时与食物中毒及急性胃肠炎相鉴别。

（五）救治要点

1. 急救　现场急救措施主要是尽快对染毒部位进行消毒。

（1）皮肤：用毒剂消毒包直接进行消毒，或者用吸水物质吸去皮肤上可见的毒液，后用25%一氯胺水溶液、1：5漂白粉水溶液或5%二氯胺乙醇溶液冲洗10min，之后用清水冲洗。如皮肤已出现红斑、水疱等症状，禁用上述消毒液，否则会导致皮肤症状加重。无上述消毒液时也可用肥皂、洗衣粉、碱性物质等水溶液来洗涤，或用清水冲洗也能减轻伤害。

（2）伤口：用无菌纱布沾去可见毒液，之后用大量已稀释的消毒液或生理盐水冲洗。

（3）呼吸道：用0.5%氯胺、2%碳酸氢钠或清水漱口和灌洗鼻、咽部。

（4）眼：立即用大量清水冲洗，若用0.5%氯胺或2%碳酸氢钠冲洗更宜。

（5）消化道：误食染毒水或食物时，立即引吐及洗胃，洗胃液可用0.15%氯胺、2%碳酸氢钠、1：2000高锰酸钾或清水，反复灌洗10余次。晚期禁止洗胃，防止胃穿孔。

2. 治疗　芥子气中毒目前无特殊抗毒药物，以对症综合治疗为主。治疗原则是缓解症状，防止感染，促进愈合。

（1）皮肤损伤：浅水疱治疗与一般热烧伤相同，旨在保护创面促进愈合，防止强烈理化刺激，预防感染。深水疱与凝固性坏死在一般外科处理后切痂植皮，以免遗留慢性皮炎的变化。

（2）眼损伤：首先冲洗结膜囊，之后用抗生素、激素抗感染消炎。疼痛剧烈、眼睑痉挛者用 0.5% 丁卡因滴眼。

（3）呼吸道损伤：雾化吸入 2% 碳酸氢钠以减轻局部刺激症状，口服止咳化痰药物，全身及局部用抗生素防治感染。有假膜形成时雾化吸入糜蛋白酶，促进假膜溶解软化咳出，如发生呼吸道梗阻，以纤维支气管镜或气管切开取出脱落的假膜。

（4）消化道损伤：对症支持疗法。

（5）全身吸收中毒：促进造血功能恢复，输全血或成分输血，白细胞减少时可使用集落刺激因子促进造血功能恢复。有出血倾向时适当使用止血药。防治感染，抗休克，维持水、电解质平衡，纠正酸中毒。

二、路易氏剂

路易氏剂是一种含砷的毒剂，其化学名称为 2- 氯乙烯二氯砷。

（一）理化性质

纯品为无色或稍带黄色的油状液体，有天竺葵（洋绣球花、臭海棠）气味，工业品暗褐色。微溶于水，易溶于有机溶剂。能与芥子气互溶，二者混合可降低芥子气的凝固点。亲脂性强，穿透皮肤的速度比芥子气快，也容易穿透橡胶制品。化学性质比芥子气活泼，易水解，水解产物对皮肤仍有糜烂作用；加碱、加热可加速水解；可被氯胺、漂白粉、次氯酸钙、高锰酸钾等氧化、氯化成无毒产物；与碘作用生成无毒产物，故碘酒可作为路易氏剂的消毒剂。

（二）中毒机制

路易氏剂的毒理作用机制和三价砷化合物中毒相似，与体内含巯基蛋白质和酶结合，如强烈抑制丙酮酸脱氢酶系活性，糖代谢停止，能量供应不足，导致细胞代谢紊乱和生理功能障碍，从而引起神经系统、皮肤黏膜、毛细血管、代谢等病变。不同之处在于路易氏剂对皮肤和黏膜的穿透作用快，伤害作用强。

与芥子气比较，路易氏剂的毒理作用有下列特点。

（1）刺激作用强烈，染毒局部有明显的疼痛和烧灼感。

（2）潜伏期短或无。

（3）病情发展快而猛烈。

（4）对微血管有强烈损伤作用，引起广泛的渗出、水肿和出血。

（5）吸收作用强，更容易出现全身性吸收中毒。

（三）临床特征

1. **皮肤损伤特点** 皮肤对路易氏剂蒸气不敏感，高浓度接触数小时后出现红斑、有烧灼痛，愈合后很少发生色素沉着。皮肤对路易氏剂液滴敏感，接触液滴立即出现刺痛，很快出现鲜红色红斑，数小时出现水肿和出血点，12h内形成水疱，疱液初呈黄色浑浊，很快变为血性。

2. **眼损伤特点** 蒸汽染毒引起轻度和中度眼损伤，潜伏期短；液滴染毒引起重度损伤，一般无潜伏期。眼剧烈疼痛，大量流泪，眼睑痉挛，伴有头痛。重度中毒时有显著的出血性坏死炎症。

3. **呼吸道损伤特点** 吸入路易氏剂蒸气后很快发生上呼吸道刺激症状，几乎无潜伏期。多为轻、中度损伤，开始时鼻、咽部强烈烧灼样疼痛，继而出现胸骨后疼痛、流泪、流涎、喷嚏、咳嗽和流涕，常有恶心呕吐，然后出现气管和支气管的炎症。重度损伤除上述症状外，常发生出血性坏死性喉、气管、支气管炎和急性肺水肿。

4. **消化道损伤特点** 误服路易氏剂染毒水或食物，可引起消化道出血性坏死性炎症，有剧烈呕吐和上腹部疼痛，血性呕吐物，有路易氏剂气味，严重者出现全身吸收中毒。

5. **全身吸收中毒特点** 路易氏剂可通过皮肤、呼吸道、消化道吸收而引起全身性中毒。轻度中毒有兴奋或抑制、无力、头痛、眩晕、恶心、呕吐、心动过速、血压升高。严重中毒时，病情发展迅猛，先出现兴奋、流涎、恶心呕吐，很快转入昏迷，并出现急性循环衰竭和肺水肿。病程中可有肝、肾功能障碍。

（四）诊断

诊断方法同芥子气。

实验室检查：皮肤水疱液和呕吐物中可能检测到砷。毒剂侦检到路易氏剂可辅助诊断。

（五）救治要点

路易氏剂中毒的急救和眼、皮肤局部染毒的治疗措施与芥子气中毒基本相同，因路易氏剂有特效抗毒剂二巯基类药物，故在治疗中要掌握此类药物的用法。

1. **皮肤染毒** 首选使用5%二巯丙醇软膏，涂擦5～10min后洗去或擦净。已出现红斑者涂此油膏仍然有效。也可用碘酒或次氯酸盐类消毒。

2. **眼染毒** 首选使用3%二巯丙醇眼膏，涂入眼内轻揉半分钟，再用净水冲洗数分钟。

3. **消化道中毒** 误食染毒水或食物经急救洗胃后，可口服5%二巯基丙磺酸钠 20ml。

4. 全身吸收中毒 消化道、呼吸道中毒及液滴态皮肤染毒面积超过 1% 时，应及早应用特效解毒药。二巯基类药物是路易氏剂的特效解毒药，其解毒作用是由于它能和酶或蛋白质的巯基争夺路易氏剂，生成更加稳定的环状化合物。常用的二巯基类药物有二巯丙醇、二巯基丙磺酸钠和二巯基丁二酸钠。二巯丙醇为脂溶性、易穿透皮肤，但毒性较大，现已不全身用药，主要作为局部消毒剂使用。后二者毒性较小，但为水溶性，不易穿透皮肤、黏膜，主要作为全身用药，用法见表 11-5。

表 11-5 二巯基类抗毒剂的使用方法

抗毒剂	规格	剂量及用途
二巯丙磺钠注射液	125mg/2ml	皮下或肌内注射，一次 5mg/kg；第 1 日 3～4 次，第 2 日 2～3 次，以后每日 1～2 次，5～7 日为 1 个疗程
二巯丁二酸胶囊	0.25g	首日每次 2g，4 次/日；以后每次 1g，4 次/日，连服 3～5d
注射用二巯丁二钠	0.5g/支、1g/支	成人常用量 1g，临用配制成 10% 溶液，立即缓慢静脉注射，10～15min 注射完毕

第四节 失能性毒剂

失能性毒剂（incapacitating agents）简称失能剂（incapacitants），中毒后主要引起精神活动异常，同时伴有躯体功能障碍，一般不会永久性或致死性伤害。一般用爆炸法或热分散法形成气溶胶，呈白色烟雾，通过呼吸道中毒。也可溶解于适当溶剂中布洒成液滴经皮肤吸收中毒，如误服染毒水或食物，可经消化道中毒。

一、理化性质

毕兹（BZ）化学名称为二苯羟乙酸 -3- 喹咛环酯，为白色结晶性粉末，无特殊气味，不溶于水，可溶于稀酸溶液，能溶于二氯乙烷等有机溶剂。化学性质稳定，加热也不易分解，与盐酸作用生成的盐易溶于水，但水解很慢。BZ 健康人肌内注射 6mg/kg 即产生失能症状，呼吸道中毒的 ICt_{50} 为 110mg·min/m³。

二、中毒机制

BZ 属于强效抗胆碱能化合物，与胆碱能受体结合后阻止乙酰胆碱和受体结合，阻断中枢和周围神经系统毒蕈碱样胆碱受体的作用。其作用与阿托品、东莨菪碱的药理毒理作用相似，但中枢作用是阿托品的 30 倍。且这类毒剂与受体的结合较牢固，体内代谢较慢，作用时间更长。但 BZ 与受体的结合仍是可逆的，使用可逆性胆碱酯酶抑制剂，使局部乙酰胆碱积聚到一定水平，就能在受体水平与 BZ 产生竞争性拮抗，这是抗毒剂的作用原理。

三、临床特征

BZ 中毒后出现抗胆碱能的外周表现与中枢表现。①外周表现：瞳孔散大，视物模糊，口干，心搏加快，皮肤干燥，颜面潮红，体温升高，便秘与尿潴留等。②中枢表现：精神意识方面为注意力不集中，记忆力减退，思维活动迟缓，定向力障碍，嗜睡或躁动，谵妄，昏迷。运动方面表现头晕、无力、语言不清、不自主活动与共济失调等。严重者抽搐，出现病理反射。

BZ 中毒后根据临床表现可分为 4 个阶段。

1. 潜伏期　0.5 ～ 1h。

2. 发展期　出现外周表现，以口干、心搏加快最明显，逐渐出现意识及运动方面的症状。

3. 高峰期　中毒后 4 ～ 12h。精神症状发展到高峰，出现谵妄、昏迷，伴运动障碍。

4. 恢复期　中毒后 12 ～ 96h。中枢及外周症状逐渐减弱，但无力、记忆力减退等可持续数周。

四、诊断

BZ 中毒的诊断主要依据中毒史及典型临床表现。患者出现以意识障碍为主的精神症状，定向力障碍，以至谵妄等，伴有外周抗胆碱能症状，如颜面潮红、口干、瞳孔散大、心搏加快、体温及皮肤表面温度升高等表现。

如难以确诊时，可试行诊断性治疗即肌内注射解毕灵 5 ～ 10mg 或 7911 复方 1ml，观察治疗反应，可帮助确诊是否为 BZ 中毒。如为 BZ 中毒，症状可很快缓解。

五、救治要点

（一）现场急救

发生中毒时，立即戴上防毒面具，迅速脱离染毒区。如无制式防毒面具，可用防烟面具或多层纱布口罩代替。皮肤染毒时用肥皂和水充分清洗。

（二）治疗

1. 抗毒治疗　抗毒药物属于可逆性胆碱酯酶抑制剂，常用有解毕灵（催醒宁）、催醒安、复苏平（7911复方）、毒扁豆碱等。具体用法如下。

（1）解毕灵：首次肌内注射10～15mg；效果不明显者，0.5～1.5h后重复半量，以后每4小时口服5～7.5mg，症状控制后逐渐减量或延长间隔时间。

（2）复苏平：首次肌内注射1～2ml；效果不明显时，0.5～1.5h后重复半量，以后每2～4小时给予0.5～1ml，症状控制后减量或延长间隔时间。

（3）毒扁豆碱：首次肌内注射2～4mg；效果不明显者，30～40min后重复半量，以后1～2h肌内注射1～2mg，症状控制后减量或延长间隔时间。

如上述药物用量过大，出现拟胆碱能副作用，轻者不做特殊处理，减量或停药观察；严重时停药，肌内注射小剂量阿托品（0.5～1mg）。

2. 对症治疗　利尿，镇静，降温，维持水、电解质和酸碱平衡，防治脑水肿、吸入性肺炎。镇静时忌用巴比妥类药物，可用氯丙嗪或地西泮。

第五节　刺激剂

刺激剂（irritants）又称为"控暴剂"，刺激剂对眼、上呼吸道的刺激作用迅速而短暂，属暂时性毒剂。按其对眼及上呼吸道的选择性刺激作用分为催泪剂和喷嚏剂。催泪剂：苯氯乙酮（CN）及二苯氧杂吖庚因（CR）；喷嚏剂；亚当氏剂（DM）；邻氯代苯亚甲基丙二腈（CS）兼有催泪和喷嚏作用。

一、理化性质

刺激剂均为晶体或粉末，难溶于水，易溶于有机溶剂。熔点和沸点都较高，挥发度小，性质稳定。大多有特殊气味：苯氯乙酮荷花香味，CR和CS胡椒味，亚当氏剂无味。

二、中毒机制

刺激剂对眼及上呼吸道黏膜具有高度选择性的强烈刺激作用，可使中毒者产生强烈的眼灼痛、流泪、打喷嚏、咳嗽、胸痛等症状。通常情况下不造成严重损伤或死亡，中毒作用迅速而短暂，预后良好，急救和治疗比较简单。在特殊情况下，当液滴溅入眼内，能引起严重损伤甚至失明；长期吸入高浓度刺激剂可引起肺水肿或全身中毒。

三、临床特征

催泪剂使眼产生强烈的灼痛或刺痛，立即引起眼睑痉挛和大量流泪。稍高浓度下，还可影响视力，刺激鼻、咽及喉部，引起流涕、打喷嚏和胸痛，并可导致恶心、呕吐。暴露时间短，症状仅持续数分钟，离开毒区后迅速缓解，5～10min后基本消失。暴露时间稍长可引起结膜炎和暴露部位皮肤损伤。长期暴露在高浓度下可发生肺水肿。

亚当氏剂以刺激上呼吸道为主，引起鼻、咽部烧灼性疼痛，胸闷，胸骨后疼痛，反射性打喷嚏，咳嗽，流涕、流涎和流泪。重者有头痛、恶心呕吐。有后继作用，离开毒区后短时间内症状继续加剧，1～2h才逐渐缓解消失。长期暴露在高浓度下可发生肺水肿及全身中毒症状，如精神抑郁、烦躁不安、无力等。亚当氏剂结构中含有砷，如大剂量中毒可能出现砷中毒症状。

CS除对眼和呼吸道有强烈刺激作用外，对皮肤刺激性也较强，引起皮肤灼痛。严重者可引起一度或二度化学烧伤，皮肤红肿或起疱。

四、救治要点

（1）立即佩戴防毒面具或简易防护器材。

（2）离开毒区后脱下面具，用大量净水或2%碳酸氢钠或3%硼酸洗眼、鼻，漱口。

（3）症状仍明显可吸入相关的"抗烟剂"，每次1ml，可反复使用1～3次，一般不超过4支。

（4）疼痛不能忍受时，口服止痛片，疼痛较剧者皮下注射吗啡10mg或哌替啶50mg。

（5）有眼、皮肤或呼吸道症状时按不同情况分别处理。

1）眼：用大量2%碳酸氢钠或3%硼酸溶液冲洗眼睛，眼剧痛时滴入1%狄奥宁镇痛。

2）皮肤：苯氯乙酮颗粒可引起皮肤损伤，以大量清水清洗后按小面积烧伤处理。

3）呼吸道：中毒后持续出现咳嗽、咳痰，肺部出现干、湿啰音时，给予止咳、祛痰、抗感染、解痉等措施。

4）亚当氏剂中毒出现砷吸收中毒症状时，用抗砷治疗，使用二巯基类药物。

第十二章　干细胞治疗急性肺损伤

SI-ARDS 的主要病理生理变化是肺水肿、出血、炎症浸润、弥漫性肺泡损伤及肺纤维化。炎症反应和血液系统高凝状态均可以通过药物控制改善，但是对上皮（内皮）细胞的损伤难以纠正逆转，肺泡上皮细胞和肺微血管内皮细胞构成血气屏障，从而导致呼吸困难、肺纤维化等后遗症，是烟雾吸入肺损伤疗效不佳的主要因素。

间充质干细胞（mesenchymal stem cell，MSC）是一种成体多潜能干细胞，能自我增殖和分化为成骨细胞、脂肪细胞、软骨细胞、神经细胞和心肌细胞等。MSC 可分泌生长因子、抗炎因子、调节上皮和内皮通透性的因子等多种物质作用于肺损伤部位，还可以分泌外泌体、微囊泡，将线粒体转移到肺泡减轻肺部损伤，促进组织修复。近年来，MSC 在创伤、损伤修复及抗炎和免疫调节的研究逐渐增多，为基于细胞治疗各种复杂的疾病提供了前景。MSC 应用于炎症性肺部疾病的研究也广泛得到人们的关注。

第一节　作用机制

一、抗炎作用

急性炎症是 SI-ARDS 早期高死亡率的重要表现，因此，降低炎症反应可能是降低肺水肿、调节肺通气及弥散功能从而改善生存率的重要靶点。炎性细胞因子，如 TGF-β1、TNF-α、IL-1β、IL-6 和 IL-10，是烟雾吸入患者肺损伤的气管支气管标志物。IL-10 是一种抗炎细胞因子，TGF-β1、TNF-α 和 IL-1β 抑制肺损伤修复并促进肺细胞凋亡和纤维化。研究发现，在许多动物模型中，MSC 可以显著改善烟雾吸入性损伤，可显著降低血清及肺泡灌洗液中促炎细胞因子水平，增加抗炎细胞因子表达，并相应减少吸入烟雾导致呼吸道周围的炎症细胞浸润，改善炎症反应，减轻烟雾所致肺水肿和肺纤维化。

二、再生作用

组织再生包括一系列过程，如迁移、抗炎 / 免疫调节作用、加速再上皮化、改善细胞外基质（ECM）的产生和重塑。负责这些机制的因素包括炎症蛋白（IL-1、IL-6、IL-8 ~ IL-11、IL-13，PGE2，MCP-1）、生长因子（EGF、KGF、TGF-β、HGF、FGF、VEGF、GF-1、PDGF、BNDF、NGF-3、IG-CSF GM-CSF 和 PGE2）和 ECM 蛋白（MMP-1、MMP-2、MMP-3、MMP-7，TIPM-1y 2，ICAM，胶原，层黏连蛋白，弹性蛋白和核心蛋白聚糖）。此外，通过旁分泌作用，血管生成增加被认为是 MSC 再生效应的另一个主要机制。MSC 分泌促进内皮细胞增殖和迁移的分子因子，如 VEGF、PDGF、ANG-1y 2、EGF、FGF、TGF-β1、TGF-α、MCP-1、CXCL5 和 MMP。研究表明，BMSCs 可以通过旁分泌作用（VEGF、bFGF）提高烟雾损伤后的血管再生，从而修复肺损伤，同时 Notch+ 微血管数量增多，Notch1 蛋白表达增加。

三、抗纤维化作用

在 ALI 病理过程中，纤维化进展并致密化。由于 ECM 蛋白（如纤连蛋白、Ⅰ型胶原蛋白和Ⅲ型胶原蛋白）过度沉积，这种情况会导致瘢痕组织。因此，肺组织无法发展其再生能力以承担其生物学功能。Notch 信号通路在烟雾吸入前后及 BMSCs 移植前后在体内具体作用机制的研究中，观察到在 BMSCs 移植早期，BMSCs 可能是通过抑制 Notch 通路的激活实现抗纤维化作用，即抑制肺泡上皮细胞向成纤维细胞转化。

四、其他作用机制

对于其他因素诱导的 ARDS 模型的实验研究，MSC 改善 SI-ARDS 可能的机制如下。

（一）调节内皮和上皮细胞通透性

微血管内皮细胞完整性是维持内皮屏障稳定性的重要因素。内皮屏障通透性增加，液体外渗，上皮细胞损伤肺泡表面活性物质减少，肺组织水肿和弥漫性炎症反应是 ARDS 主要表现。MSC 分泌的部分物质具有调节肺泡微血管系统通透性的能力。血管生成素 1（Ang-1）是内皮 Tie2 受体的配体，具有调节上皮细胞通透性、保护上皮细胞屏障的作用。炎性环境下培养 MSC 可增强其产生 Ang-1 的能力，当 siRNA 沉默 Ang-1 表达时，MSC 失去对上皮细胞通透性的调节能力。角质细胞生长因子 7（KGF-7）在内皮细胞再生和损伤修复中有重要作用，可减轻 ALI 动物模型的肺泡水肿。过表达 KGF-7 的 MSC 改善了微血管通透性，抑制了 TNF-α、IL-1β 等促炎因子的释放，增加了抗炎因子 IL-10 释放。肝细胞生长因子（HGF）能够保护细胞间紧密连接，维持内皮屏障。另外，MSC 分泌的血管内皮生长因子（VEGF）通过降低内皮通透性、抑制内皮细胞凋亡、抑制炎性反应，发挥对 ALI 动物模型的保护作用。

（二）提高肺泡液清除率

研究显示 MSC 可减轻肺的液体渗出。一方面因为其能促进肺泡上皮细胞和受损血管内皮细胞的修复，维持肺血管屏障的完整性，改善其通透性；另一方面与 MSC 能恢复或增强肺泡液体清除能力有关。肺泡液体清除率（AFC）下降对 ARDS 的病死率有预测价值。在高气道压力机械通气、细菌感染、促炎因子释放等情况下可引起 AFC 降低。MSC 可通过 KGF 依赖途径改善 LPS 诱导的 AFC 下降，KGF 主要促进钠转运蛋白向肺泡上皮细胞表面转运来增加肺泡液的清除。KGF 还能降低水通道蛋白 5 的表达并抑制 Ⅱ 型肺泡上皮细胞向 Ⅰ 型转化。也有研究表明，KGF 对 AFC 的调节作用是通过增加上皮细胞修复、细胞黏附和迁移来实现。

（三）线粒体转运作用

MSC 能够恢复上皮细胞线粒体功能，MSC 能够通过 MSC 和上皮细胞间 connexin-43-gap 连接蛋白转运线粒体到损伤的上皮细胞，为上皮细胞提供 ATP，增加 Ⅱ 型肺泡上皮细胞分泌肺泡表面活性物质表达，减轻肺损伤。MSC 还能通过形成纳米管道将线粒体转移到巨噬细胞，从而增强巨噬细胞氧化磷酸化和吞噬功能。

第二节　MSC 相关治疗

目前针对烟雾吸入致 ARDS 的治疗方法临床上主要以吸氧、机械通气等对症治疗为主，辅以甲泼尼龙等药物控制炎症进展。对于少数危重症患者，临床上为了维持患者生命，可进行肺复张。有条件的可使用体外生命支持系统（如体外膜肺氧合系统，即 ECMO）。患者可借助人工气体交换装置勉强维持通气需求和生命指征，极小部分患者或许可以等到肺从 ARDS 中逐渐自行恢复，但仍有超过 30% 的 ARDS 患者将最终死亡。即使患者幸存，常由于肺部损伤过于严重而出现肺纤维化等后遗症。目前传统的化学药物和生物制剂都很难帮助 ARDS 损伤肺的快速修复，而基于干细胞的再生修复治疗技术，为 ARDS 治疗带来了新的希望。

对于 ARDS 的细胞治疗，此前大量临床试验采用异体间充质干细胞（MSC），结果证实 MSC 治疗 ARDS 具有安全性，但有效性方面表现欠佳。2019 年国际顶级医学杂志《柳叶刀》子刊详细报道了美国加州大学旧金山分校 Matthay 教授团队在 2014—2017 年进行的间充质干细胞（MSC）治疗急性呼吸窘迫综合征（ARDS）的临床 II 期试验。这项试验在美国 5 所大学医学中心筛选了 60 位受试者以 2 ∶ 1 比例分为间充质干细胞治疗组和安慰剂组进入试验治疗，研究表明给药 28d 和 60d 组间差异没有达到统计学意义上的显著性，在各个时间点上治疗组的死亡率都高于安慰剂组，在 28d 安慰剂组患者的自由通气天数、非 ICU 治疗天数、无器官衰竭天数等指标都优于治疗组。试验中没有出现由于 MSC 治疗引起的血液及呼吸方面的不良事件，特别是没有出现明确的免疫排斥相关不良事件。分析 MSC 治疗 ARDS 有效性表现欠佳的原因，主要与 MSC 不具备肺组织再生能力，无法修复肺部损伤有关。

结合科学理论和现有的实验数据，间充质干细胞的移植对于呼吸系统损伤疾病的治疗具有较好的安全性，但在功能方面并未表现出较好的疗效。理论上，间充质干细胞并无分化形成成熟上皮组织和结构的能力，无法对呼吸系统中损伤的组织进行修复，从而也无法逆转疾病的发生和发展。此外，由于间充质干细胞本身属于成纤维细胞类型，其肺内移植具有促进肺组织纤维化加重的风险，需要严格谨慎地对其风险进行把控。由此来看，在间充质干细胞之外寻找到真正具有肺组织分化潜能的干细胞并将其用于移植治疗，将成为今后呼吸系统疾病细胞治疗的关键所在。

在动物和人体支气管上皮底层位置天然存在的一类特殊的细胞，能够再生肺组织，亦修复因 ARDS 所致的肺损伤，这群细胞被称为远端气道干细胞（distal airway stem cell，DASC）或支气管基底层细胞。它们具有干细胞特性，可特异性表达 Krt5 和 P63 标记基因，可分化成为组成支气管组织的分泌细胞和纤毛细胞，也可以感知远端肺实质的损伤，进而被激活从近端沿支气管迁移进入肺实质，分化成肺泡上皮细胞，完成肺实质的损伤修复，对抗肺纤维化过程。

支气管基底层细胞属于基底层细胞大类，在临床上基底层细胞移植技术已经被用于再生修复相应的器官。2015 年，欧盟批准了全球首个基于基底层细胞移植的产品 Holoclar 上市。Holoclar 是通过采集眼角膜缘来源的基底层细胞，在体外大规模培养扩增之后制备而成，可治疗由角膜结构损伤而致的眼盲症，通过形成新的眼角膜结构，帮助患者恢复视力。

因此，相比间充质干细胞移植，以支气管基底层细胞为代表的成体肺干细胞移植在呼吸系统疾病治疗方面整体上具有较明显的优势。支气管基底层细胞一方面可以在体外大量增殖，同时具有成熟的工艺被制备成临床可用的细胞制剂；另一方面也能在肺损伤的动物模型中分化形成成熟的支气管上皮和肺泡上皮结构，从而修复损伤的呼吸系统恢复其功能。这说明，支气管基底层细胞移植在修复呼吸系统损伤中具有很高的可能性。支气管基底层细胞移植为呼吸系统疾病的临床治疗提供了新的潜在方法。在已有的早期临床研究中，均为自体支气管基底层细胞的移植，一方面其在损伤性的呼吸系统疾病中表现出了很高的安全性，另一方面从已经报道的少量临床病例来看，自体支气管基底层细胞的移植也在呼吸系统损伤疾病患者身上表现出了有效性的趋势，为这些疾病的治疗提供了新的思路。随着临床研究的逐渐深入，自体支气管基底层细胞移植治疗呼吸系统损伤疾病的有效性将会得以真正验证。而随着基因改造技术的进步和我们对于免疫排斥反应的越来越深入地了解，支气管基底层细胞的改造技术将会越来越成熟，异体支气管基底层细胞的应用也将成为现实。

除成体干细胞之外，多能干细胞（包括胚胎干细胞和 iPS 细胞）也可以被诱导成为支气管基底层细胞或成熟的支气管和肺泡细胞。若能很好地解决多能干细胞应用中的安全性问题，相信这一技术也会有较高的临床应用潜力。在具体实践中，如何解决好细胞的制备工艺、药理毒理研究、质量管理等问题，对干细胞治疗产品的规范化规模化应用提出了新的挑战。此外，在临床试验设计和管理层面，如何把控好临床安全性、临床有效性、受试者权益保护、风险管理方案等几个关键问题，从而严格高效地推进干细胞在呼吸系统疾病治疗中的试验，也是未来面临的一大挑战。

参考文献

陈建萍，王洁，郑宁宇，等，2020. 成批烟雾吸入损伤患者院内救治的组织管理. 中华急危重症护理杂志，1(3): 248-250.

程卫，何怀武，苏龙翔，等，2021. 基于影像学的 ARDS 诊疗进展: 从形态到功能. 中国科学: 生命科学，51(8): 963-969.

蒋勇，王康安，王宝丽，等，2021. 266 例合并烧伤总面积小于 30% 体表总面积的吸入性损伤患者的流行病学特征及结局分析. 中华烧伤杂志，37(4): 340-349.

闵苏，敖虎山 ,2020. 不同情况下成人体外膜肺氧合临床应用专家共识（2020 版）. 中国循环杂志，35(11): 1052-1063.

闵苏敖，2020. 不同情况下成人体外膜肺氧合临床应用专家共识. 中国循环杂志，35(11): 1052-1063.

彭曦，2021. 重视谷氨酰胺在烧伤临床的规范应用. 肠外与肠内营养，28(01): 1-4.

宋立成，韩志海，程浩，等，2018. 急性烟雾吸入性肺损伤对大鼠凝血系统的影响. 解放军医学杂志，43(9): 727-734.

张鹏翀，潘树国，2020. 舰船狭长空间火灾探测研究. 舰船科学技术，42(11): 168-171.

张杨，李翠红，杜晓芹，等，2020. 高压氧治疗介入时机对中重度急性一氧化碳中毒患者预后的影响. 第三军医大学学报 .42(5): 523-527.

赵宇，闫姝洁，2020. 体外膜肺氧合在非战争军事行动医学救治中的应用. 人民军医，63(10): 942-945.

中国心胸血管麻醉学会，中华医学会麻醉学分会，中国医师协会麻醉学医师分会，等，2020. 不同情况下成人体外膜肺氧合临床应用专家共识（2020 版），中国循环杂志期刊，35(11): 1052-1063.

中国医师协会呼吸医师分会危重症专业委员会，中华医学会呼吸病学分会危重症医学学组，《中国呼吸危重症疾病营养支持治疗专家共识》专家委员会，2020. 中国呼吸危重症患者营养支持治疗专家共识. 中华医学杂志，8(100): .

朱红灿，岳培建，2021. CO 中毒迟发性脑病诊断与治疗中国专家共识. 中国神经免疫学和神经病学杂志，28(03): 173-179.

Aggarwal S, Jilling T, Doran S, et al，2019. Phosgene inhalation causes hemolysis and acute lung injury. Toxicol Lett，312: 204-213.

Corcione S, Lupia T, De Rosa FG，2020. Microbiome in the setting of burn patients: implications for infections and clinical outcome. Burns Trauma，8: 33.

Ding H, Lv Q, Wu SM, et al，2017. Intratracheal instillation of perfluorohexane modulates the pulmonary immune microenvironment by attenuating early Iinflammatory factors in patients with smoke inhalation injury: a randomized controlled clinical trial. J Burn Care Res,38(4): 251-259.

Du YZ, Zhu PJ, Wang X, et al,2020. Pirfenidone alleviates lipopolysaccharide-induced lung injury by accentuating BAP31regulation of ER stress and mitochondrial injury. J Autoimmun, 112: 102464.

Eichhorn L, Thudium M, Jüttner B,2018. The diagnosis and treatment of carbon monoxide poisoning. Dtsch Arztebl Int, 115(51-52): 863-870.

Evani SJ, Karna SLR, Seshu J, et al,2020. Pirfenidone regulates LPS mediated activation of neutrophils. Sci Rep, 10(1): 19936.

Fang H, Wang GY, Wang X, et al,2019. Potentially fatal electrolyte imbalance caused by severe hydrofluoric acid burns combined with inhalation injury: A case report. World J Clin Cases. 7(20): 3341-3346.

Fernando SM, Ferreyro BL, Urner M, et al,2021. Diagnostic et traitement du syndrome de détresse respiratoire aijuë. CMAJ, 193(25): E987-E986.

Foncerrada G, Culnan DM, Capek KD, et al,2018. Inhalation injury in the burned patient. Ann Plast Surg, 80(3 Suppl 2): S98-S105.

Glas GJ, Horn J, van der Hoeven SM, et al,2020. Changes in ventilator settings and ventilation-induced lung injury in burn patients-A systematic review. Burns, 46(4): 762-770.

Guan RJ, Wang J, Li DF, et al,2020. Hydrogen sulfide inhibits cigarette smoke-induced inflammation and injury in alveolar epithelial cells by suppressing PHD2/HIF-1α/MAPK signaling pathway. Int Immunopharmacol, 81: 105979.

Gupta K, Mehrotra M, Kumar P, et al,2018. Smoke inhalation injury: etiopathogenesis, diagnosis, and management. Indian J Crit Care Med, 22(3): 180-188.

Holley AD, Reade MC, Lipman J, et al,2020. There is no fire without smoke! Pathophysiology and treatment of inhalational injury in burns: A narrative review. Anaesth Intensive Care, 48(2): 114-122.

Horta R, Tomaz D, Egipto P, et al,2020. The outcome of fungal infections in a burn intensive care unit: a study of 172 patient. Ann Burns Fire Disasters, 33(2): 101-106.

Hwang H, Lee JK, Choi SM, et al,2021. Efficacy of lower dose pirfenidone for idiopathic pulmonary fibrosis in real practice: a retrospective cohort study. Korean J Intern Med, 37(2):366-376.

Jiang Y, Wang KA, Wang BL, et al,2021.Epidemiological characteristics and outcome analysis of 266 patients with inhalation injuries combined with total burn area less than 30% total body surface area. Zhonghua Shao Shang Za Zhi, 37(4): 340-349.

Junqueira FMD, Nadal JAH, Brandao MB, et al,2021. High-frequency oscillatory ventilation in children: A systematic review and meta-analysis. Pediatr Pulmonol, 56(7): 1872-1888.

Khattak S, Zhang QQ, Sarfraz M, et al,2021. The role of hydrogen sulfide in respiratory diseases. Biomolecules, 11(5): 682.

Khor YH,2021. Preoperative pirfenidone in idiopathic pulmonary fibrosis: A wound and injury enigma. Respirology, 26(6): 524-526.

Liu F, Yu F, Lu YZ, et al,2020. Crosstalk between pleural mesothelial cell and lung fibroblast contributes to pulmonary fibrosis. Biochim Biophys Acta Mol Cell Res, 1867(11): 118806.

Mercel A, Tsihlis ND, Maile R, et al,2020. Emerging therapies for smoke inhalation injury: a review. J Transl Med. 18(1): 141.

Mitra S, Ling RR, Tan CS, et al,2021. Concurrent use of renal replacement therapy during extracorporeal membrane oxygenation support: a systematic review and meta-analysis. J Clin Med, 10(2): 241.

Monteverde-Fernandez N, Cristiani F, McArthur J, et al,2019. Steroids in pediatric acute respiratory distress syndrome. Ann Transl Med, 7(19): 508.

Nitta K, Imamura H, Mochizuki K, et al,2020. Smoke inhalation injury: bronchoscopy findings. Can J Anaesth, 67(10): 1431-1432.

Nygaard RM, Endorf FW,2021. Hyperbaric oxygen and mortality in burns with inhalation injury: a study of the National Burn Repository. J Burn Care Res, 42(5): 900-904.

Seifirad S,2020. Pirfenidone: A novel hypothetical treatment for COVID-19. Med Hypotheses, 144: 110005.

Shah PV, Balani P, Lopez AR, et al,2021. A review of pirfenidone as an anti-fibrotic in idiopathic pulmonary fibrosis and its probable role in other diseases. Cureus, 13(1):e12482.

Sui HS, Luo MJ, Miao YY, et al,2020. Cystic fibrosis transmembrane conductance regulator ameliorates lipopolysaccharide-induced acute lung injury by inhibiting autophagy through PI3K/AKT/mTOR pathway in mice. 273: 103338.

Won YH, Cho YS, Joo SY, et al,2020. The effect of a pulmonary rehabilitation on lung punction and exercise capacity in patients with burn: a prospective randomized single-blind study. J Clin Med, 9(7): 2250.

Yan TT, Lin GA, Wang MJ, et al,2019. Pharmacological treatment of inhalation injury after nuclear or radiological incidents: The Chinese and German approach. Mil Med Res, 6(1): 10.

Yang YJ, Liu MM, Zhang Y, et al,2020. Effectiveness and mechanism study of glutamine on alleviating hypermetabolism in burned rats. Nutrition, 79-80: 110934.

Ying H, Fang M, Hang QQ, et al,2021. Pirfenidone modulates macrophage polarization and ameliorates radiation-induced lung fibrosis by inhibiting the TGF-beta1/Smad3pathway. J Cell Mol Med, 25(18): 8662-8675.

Li YJ, Liang ZK, He H, et al,2021.,The lncRNA HOTAIR regulates autophagy and affects lipopolysaccharide - induced acute lung injury through the miR - 17 - 5p/ATG2/ATG7/ATG16axis. J Cell Mol Med, 25(16): 8062-8073.

Zhang J, Wang L, Xie W, et al,2020. Melatonin attenuates ER stress and mitochondrial damage in septic cardiomyopathy: A new mechanism involving BAP31upregulation and MAPK-ERK pathway. J Cell Physiol, 235(3): 2842856.